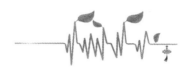

健康财富学

何小萍　著

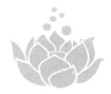

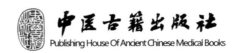
中医古籍出版社
Publishing House Of Ancient Chinese Medical Books

图书在版编目（CIP）数据

健康财富学 / 何小萍著. —北京：中医古籍
出版社，2016.10

ISBN 978-7-5152-1333-0

Ⅰ. ①健…　Ⅱ. ①何…　Ⅲ. ①保健－基本知识
②养生（中医）－基本知识　Ⅳ. ①R161 ②R212

中国版本图书馆CIP数据核字（2016）第234138号

健康财富学

作　　者　何小萍

责任编辑　梅　剑

出版发行　中医古籍出版社

社　　址　北京市东直门内南小街16号 （100700）

编辑信箱　407274412@qq.com　13521660464@163.com

购书热线　010-84023423（兼传真）

经　　销　新华书店

印　　刷　河北廊坊市长岭印务有限公司

开　　本　700mm×1000mm　1/16

印　　张　13.75

字　　数　130千字

版　　次　2016年10月第1版　2016年10月第1次印刷

书　　号　ISBN 978-7-5152-1333-0

定　　价　36.00元

保护好你的身体，你已经身价千万！

我们都知道企业家对国家，对个人的贡献是功不可没的，比如企业家创造了社会的需求，解决了人民的就业，推动了国家经济的向前发展等，但与此同时，企业家在为国家、社会、家庭及个人创造价值，创造财富的同时也付出了巨大的代价。

由于企业家肩上担负着巨大的责任和使命，所以这让每个企业家不得不时刻充满激情，时刻去奋斗，只有这样才能在优胜劣汰的激烈竞争中脱颖而出，立于不败之地。一个企业的成功史其实就是企业老板的血泪史。正因为企业的成功来之不易，没有哪个企业家希望企业的命运断送在自己的手中，所以当面临激烈的社会竞争的时候，企业领导人需要花费更多的时间、心血及精力去应对来自社会竞争及企业内部的突变，为企业的长远发展谋求一条阳光大道。

在这个过程中，很多企业家一心扑在工作中，忘记了自己，忘记了家庭，忘记了周围的一切。他们整天忙于工作，身体超负荷运转；作息时间不规律，经常熬夜；繁多的应酬，过量地抽烟喝酒；缺乏对自己身体健康的责任与意识……即使身体出现了问题，也硬扛着，因为有更多的工作等着他去安排，他没有生病的时间和机会，或者说他没有资格去生病。有的企业家生病了，盲目地认为这样的病是不可能发生在自己身上，当有一天倒下的时候悔之晚矣。

企业家也是有血有肉的人，在忙碌工作的过程中也需要关爱，可是往往有很多企业家为了企业，为了家庭，无论在工作还是生活中遇到多么大的压力，都是一个人扛着从不诉说，依旧一副天塌下来我顶着的架势，将一切委屈和痛苦藏在心中，偶尔加上身边的人不理解等一系列问题，将企业家逼上孤岛无援的境地。遇到的问题越多，心理承受的压力越大，最终出现了抑郁症、焦虑症等，最后很多企业家不仅身体出现了问题，而且心理也出现了问题，最后走向了生命的极端。

自从2000年至今，由于身体出现问题突然病逝及心理出现问题以跳楼、割腕、上吊等方式离开这个世界的企业家近百位，其中不乏身价几十亿、上百亿的企业家，他们年龄大多数在30~60岁之间。他们的英年早逝不仅是家庭、企业，更是整个国家的损失，我们为他们的离世而感到惋惜。

记得2004年上海某知名集团的董事长，因为工作压力大，加上平时不注意自己的身体，最终因患肠癌而早逝，年仅38岁。他年轻漂亮的妻子，带着一笔巨额财产嫁给了这位董事长生前的司机。据有关媒体报道，这位司机在倍感幸福之余感叹道："以前，我认为自己是给老板打工，现在才明白老板一直在为我打工！"这一残酷的事实也再次说明：活得更久，远比高富帅重要。我相信没有哪一个企业家希望自己的结局是这样的，对吧？

就像我们这里接待的一位企业家，自己的产品销往全世界各个国家和地区，他自己拥有百亿的资产，在其他地方花钱极为节约，但是在养生这块却很大方。当我问他原因的时候，他给我算了一笔账让我记忆犹新，他说："我活着拥有健康的身体就是拥有财富。我健康地活着，才能管理好公司，才能够挣得更多的钱，没有健康整天病快快的，我怎么可能有精力去管理好公司呢？我养生所花的钱，相对于我健康地活着所挣得的钱根本不算钱，能让我身体健康，太值了，太值了！"接着他又给我算了一笔账："我活着随便往银行投一笔钱，一年回报我四五百万不成问题，保障我后半生衣食无忧，但这个前提是我必须健康地活着，没有健康的身体就不可能有这一切假设，所以我让自己健康地活着，就是最大的财富！"

的确，健康就是财富，但是真正认识到这一点的又有几个人呢？

外媒曾经报道过美国人体器官交易的黑市价格，比如：心脏11.9万美元（约人民币75万元），肝脏15.7万美元（约人民币99万元），肾脏26.2万美元（约人民币165万元）……整个人体的器官加起来价值千万之多，当然我在这里列举这些不是鼓励大家去卖自己的器官，更不是鼓励大家挥霍自己的身体，将来再从黑市购买自己失去的器官。我在这里就是想告诉大家，我们每个人的身体都是极为宝贵的，保护好自己身体的每个器官不受伤害，就是保卫了自己的千万财富。

我在这本书中根据企业家这个特殊的社会群体，及经常遇到的身心灵问题的调理方法作了简单陈述，虽然可能有不周之处，但我已倾其所有在何氏养生调理过的企业家的经验和方法，在此贡献给大家，希望对企业家朋友们有所帮助，也希望所有企业家朋友们都能够在身心灵健康的前提下开心快乐地工作，为自己、家庭、社会创造更大的价值！

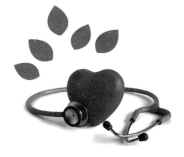

目 录 | CONTENTS

第一章　你的身体还好吗？　　　　　　　　　　001

1. 你的身体病了你知道吗？　　　　　　　　002
2. 成功的事业就是成功的标志？　　　　　　006
3. 生病是别人的事与自己无关？　　　　　　010
4. 钱还在，人没了！　　　　　　　　　　015

第二章　你身体本身价值千百万　　　　　　　021

1. 你的身体价值千万，你信吗？　　　　　　022
2. 健康地活着就是累积财富　　　　　　　026
3. 身体不健康你就扯全家人的后腿　　　　030
4. 我的梦想就是：为了看病而挣钱　　　　035

第三章　健康身体从"头"开始　　　　　　　041

1. 心灵的窗户满是尘沙　　　　　　　　　042
2. 世界是安静的，我却躁动了　　　　　　046

3. 那一刻，我的世界快要"爆炸" 051

4. 血压停在了我的"半山腰" 055

5. 我的记忆力去了哪里？ 059

第四章 隐形杀手不断地偷袭着我们 065

1. 怎么"三高"又来了！ 066

2. 看来只能低着头做人了 071

3. 让我真的心好痛 076

4. 难以忍受，满头大汗 081

5. 我的腰不再属于我 084

第五章 头脑不灵活了，四肢更不发达了 091

1. 我的胳膊好像加了钢筋 092

2. 腿上真的被灌了铅 095

3. 难言之隐，让我坐立不安 100

4. 体重已经超过了身高 104

5. 紊乱的新陈代谢 108

第六章 女人别忽略你的"里子"问题 113

1. 女性健康的第一杀手——乳腺癌 114

2. 宫颈炎，女性健康的第二大杀手　　119

3. "妇科第一瘤"——子宫肌瘤　　123

4. 叫人痛不欲生的"老朋友"　　128

5. 任何时候都不做"毒"女人　　132

第七章　好心态才是主宰财富的舵手　137

1. 不要忘记了微笑的样子　　138

2. 给你的心灵时常排毒　　143

3. 工作不是你生活中的唯一　　148

4. 健康的身体可以带来好的心情　　152

5. 做一个快乐的甩手掌柜　　157

第八章　动起来你的财富才会水涨船高　161

1. 养成运动的好习惯　　162

2. 根据自己的体质进行锻炼　　166

3. 没有持久的坚持就不会有好身体　　170

4. 改变那些错误的健身方法　　175

5. 不定期为自己的身体做检查　　180

第九章　从事健康行业成就伟大德行　　　185

1. 从事健康行业就是积德行善　　　186
2. 要做就做"真的"养生馆　　　190
3. 每一个客户都是平等的生命　　　194
4. 用自己的生命捍卫用户的生命　　　199
5. 我们要做养护灵魂的使者　　　204

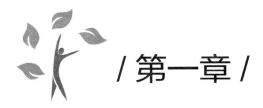

/第一章/

你的身体还好吗?

　　从初识这个世界开始,我们便有了数不清的憧憬,给自己的未来勾画出无限美好的蓝图。为了这些理想,我们奋力拼搏,但在前进的过程中却往往忽视了最重要的东西,那就是我们身体的健康。

1 你的身体病了你知道吗？

作为一名养生师，我接待过各种各样的客户，也经常参加各种健康主题的会议，见过许许多多的人，让我忧心的是，大部分人都对自己的身体缺乏关注意识。人们谈论经济、谈论政治、谈论理想，却唯独忽略了支撑生命存在的根基——身体。

毛主席曾经说过："身体是革命的本钱。"这句话是亘古不变的真理。我们不论做什么，都需要有好的身体做基础。达尔文在总结自然界的进化规律时曾经说过："物竞天择，适者生存，优胜劣汰。"不管自然界还是人类社会，都是强者更易生存，这"强者"除了其他方面，自然也包括强健的身体。

古时候的人对自己的身体没有明确的认识，再加上医疗条件极为简陋，当身体感觉不适去看大夫，大夫也只能能通过"望、闻、问、切"的方式来诊断。当然，高明如扁鹊者，通过打望气色便能知道蔡桓公"有疾"，"疾在腠理，不治将恐深。"可是蔡桓公毫不理会，还以为扁鹊是在寻他晦气呢，等到自己有所察觉时，已经"病入膏肓"，无药可救了。

从这方面来说，现代人要幸运得多。随着社会的发展，科技的进步，我们对自己的身体有了更多的认识和了解，我们可以通过体检，查看一个人的身体是否健康。什么高血压、低血压、糖尿病、冠心病、心脑血管疾病、癌症……绝大部分病症都可以通过体检检测出来，并且有了量化标准，这些医疗措施让我们的身体朝着健康的方向发展。

体检越来越普及，入职体检、年度体检，退休人员也可以享受原单位的体检，但仍有不少人觉得体检多余，认为自己的身体壮实，不用去抽血化验，懒得去医院。甭管有病没病，经常体检，掌握自己的身体状况，就跟管理工作一样管理自己的身体，这是我们对自身最大的负责。

有一些企业家，努力打拼多年，终于实现了理想，有了自己的一番事业，但与此同时，他们也痛心地发现，自己的身体每况愈下，根本无法承担繁重的工作。我就接待过这样一名企业家。

早在见到林总之前，我就听说过关于他的许多传奇故事。我的何氏养生馆，有不少企业家都会慕名前来请我帮忙调理身体，闲聊中好一些企业家都提到了林总。

这位林总，出身寒苦，凭借过人的毅力一手一脚打下一片江山，从一开始的小作坊到现在容纳数千员工的大型企业。很多名校毕业生都以能够进林总的企业为荣，因为林总的企业实力雄厚，有发展前景，公司待遇好，员工有高额保险，每年定期进行体检。

我心中的林总是身形高大魁伟、意气风发、满脸自信的形象，以至于当他本人出现在我面前时，我根本无法相信，站在我面前的就是林总——虽然身材高大，但身体虚弱，满脸倦容，愁眉紧锁，看起来病怏怏的，好似风一吹便可倒下。果然，问起来才知道，林总最近几年总感觉身体不舒服，去医院查了一下才知道自己浑身都是疾病，而且难以根治。

林总给员工这么好的福利待遇，自己为什么不享受一下体检呢？林总告诉我，他的公司起点太低，还没完全占领市场，公司做到这么大，任何一个环节出纰漏都不行，所以他不停地透支自己的身体，顾不上做个体检，更不用说按照体检报告的分析来调整身体状态了。从创办公司到现在，他还没有休假过，也抽不出时间去进行体检。

像林总这样的事例，在中国并不少见，无数企业家因为工作繁忙顾不上自己的身体，等到发现身体不适时，已经追悔莫及了。

我一直觉得，体检是现代生活的巨大便利，我们可以通过体检来掌握自己的身体状态，有病治病，无病预防。通过体检的方式来检查身体的各个零部件，血压、血液、心脏、肝脏等处在什么样的状态，到底有没有病等都可以一目了然。很多病情如果我们发现得早，就能及时采取措施应对，不论药物治疗还是调理，很多病可以在早期就能得到控制和治疗。

一开始可能不是什么大毛病，稍微注意一下，调整生活节奏，身体也就逐渐好转了。如果开始不注意，任由病情扩散、蔓延，这小小的病菌就会攻城略地，抢占地盘，给身体带来巨大危害。

很多企业家不知道健康的作息时间，不懂得养生，看到小肚子越长越大，不知道这是明显的脂肪肝前兆，还以为是"发福"，是企业家的派头呢！很多企业家每天的生活就是开会、吃饭喝酒，车接车送，几乎连走路的机会都没了，更不用说坚持运动了。企业家要懂得科学地管理时间，缩短冗余的会议与应酬，努力锻炼身体。我们企业家要借助体检的报告分析适时调整自己的生活方式，努力使自己的身体回归正常状态。

2 成功的事业就是成功的标志？

　　每年全国都有各种与养生相关的讲座，也有各种有关财富与经济的论坛，很多都是企业掏钱赞助的。我应邀参加过许多次，一个非常深切的感受就是：真正关心自己身体的企业家并不多。虽然他们掏了钱举办活动，但关注点是其他更多人的身体健康，对自己的身体并不放在心上。很多企业家，哪怕是明知道自己身体不够健康，也依旧硬撑着，没时间去医院也没时间调理。直到2003年后，光顾养生馆的企业家突然间多起来，找我咨询或者邀请我做讲座的机构也多起来，这应该是"非典"让他们开始关注自己的健康了吧！2011年也是企业家们关注身体健康的一个关键年，由于乔布斯的突然离世，对不少企业家也是一个巨大的震撼。

　　我相信没有不知道乔布斯的，每年的苹果新产品出来，年轻人都趋之若鹜，苹果专卖店永远人满为患。可以说，是乔布斯一手缔造了苹果帝国，可是没有人想到，苹果的辉煌是以乔布斯的身体乃至生命为代价的。当然，这么说有点过分，可是没了乔布斯的苹果，也就失去了灵魂。

其实，对于大众将乔布斯看做神圣楷模，我不太敢认同。在我看来，乔布斯是一个聪明睿智的领导者，但并不是一个成功的人。他抛弃女友和儿子，对下属极度严苛，为人刻薄，这些暂且不论，单从生病这一项来说，他就给周围人带来了极大的困扰。

乔布斯早在2003年就查出患有胰腺癌，但他固执己见，不肯去治疗，也不愿暂停工作，依旧拖着病体操劳。2004年7月，他才接受肿瘤切除手术，手术后仍旧带病工作。到2009年，身体承受能力到达极限，肝脏出现问题，他不得不接受肝脏移植手术。手术后，他仍旧出现在公司，依旧早上四点起，凌晨才睡觉，狂人一般工作。2011年1月，在所有人的坚持下，他再度病休，同年10月，他辞别人世。

我认为，乔布斯这不叫明智，这叫任性，拿自己的命当游戏。从2003年到2011年，中间有八九年的时间，完全可以采取各种方法来治疗，但他不这样做，非要死扛。苹果当时就是世界顶级公司，他完全可以放松一些，先调理好自己的身体，但他非要当拼命三郎，结果，真的拼了命。

我曾见过一位堪比乔布斯的"拼命三娘"——冯总，幸运的是，冯总在紧要关头及时开悟，好好保养自己的身体。所以，乔布斯已经撒手人寰，而冯总还健健康康地活着，享受着每一天。

第一次见到冯总时，我真的吓了一跳，一个满脸痛楚的女人，由两个人架着来到我们的养生馆。我们技师招呼他们把这女人放在椅子上时，对方说了："我们冯总屁股疼，不能坐凳子。"于是只好让她俯卧在按摩床上。

这就是冯总，一个"拼命三娘"、"铁娘子"，凭借自己的努力与汗水，终于在北京开拓了一片天地。因为早期太过拼命，风湿关节炎和其他病痛一直缠着她。屁股疼，多少年来都不能坐凳子，跟下属开会时都只能站着；腿疼，两腿都微微变形，连路都走不了；腰背疼，躺都不能躺，想去哪里都得有人搀着，就连上个厕所也得要人帮忙。即便是这样，冯总还放不下自己公司的那摊子事，每天起早贪晚地工作着。

看到这一幕，我们店里的技师们都面面相觑，我也不知道说什么好，因为成功的事业是一场永无止境的追求，没有终点。我们的人生在继续，事业马拉松也跟着继续，所以我们要保持好健康的身体，有足够的体魄来应对每一个阶段的赛程。现在拖着这样的伤残病体还要继续比赛，那跟自残有什么两样？

冯总说浑身的肌肉都是酸疼的，根本使不上劲儿。我们针对她的具体情况给上了360°人体机能调理项目，操作的是药敷、开穴、腰椎本部区、大脑投影区、妇科投影区及妇科密码区和腿部本部区，操作完之后，冯总就觉得腿不那么疼了，腰腿好像也都有劲儿了。她伸出腿往地上探了探，居然就可以翻身下地走路。冯总开怀大笑，高兴地说："真是神奇，我来的时候两个人

健康财富学

架着来的，走的时候跟没事一样，太好了！真是不吃药不打针，轻轻松松的。"

冯总走之前，我们跟她再三强调：好好吃，好好睡，尽量运动。吃饭不求珍馐佳肴，但要营养均衡、全面合理，无论多忙，都要按时吃饭，尽量少喝酒少应酬；加班不是不可以，但尽量11点前睡觉，哪怕再忙，也要保证基本的睡眠，宁可早起十分钟，不能晚睡一会儿，中午打个盹，下午精力更充沛；有时间就多爬山、打球，没时间也要抽空做做基本的室内运动，做一套瑜伽也可以。

或许是吃尽了苦头，受尽了身体的拖累，冯总现在对身体格外在意，严格按照我们的要求呵护自己的身体。不光自己来，还把女儿也带来做调理。通过一段时间的操作，冯总的整体状况明显好转，腿疼的毛病很少犯，腰和臀的疼痛也减轻很多，不仅如此，就连整个后背都薄了很多。

虽然冯总已经深有所悟，但很多人依旧认为事业是第一位的，为了事业，牺牲一切都值得。网上一堆出色的人拼命工作的数据，据说Facebook的创始人扎克伯格经常彻夜不休。有人说，级别越高，睡眠时间越少。还有人说，乔布斯、李开复等非常出色的人凌晨4点就起床工作，你有什么理由赖床？

别的人暂且不说，乔布斯已经患癌死去，李开复患上癌症。治疗后的李开复虽然依旧执着于工作，但作息调整了很多，不再熬夜劳作，不再每天只睡三四个小时，保持良好的工作习惯。

不论企业家还是普通员工，我们都得惜命，身体健康了才有余力去做其他的事，才可能实现自己的梦想。成功不仅包括事业，还包括一个强健的体魄！

3 生病是别人的事与自己无关？

人常说："病后始知身是苦，死后方知错用心。"这好像是众生共有的毛病。没病的时候，我们觉得在这世间十分快乐，恣意妄为，大肆挥霍自己的身体，到身体承受不住病发的时候，我们才倍觉痛苦，认为这身体是个累赘。

前些年，很多人都膜拜李开复，觉得他几乎是个神人，几乎一天24小时都泡在网上，几乎不怎么睡觉，很多企业家都希望自己也能像他一样精力充沛。每次我都劝这些企业家，不要过分糟蹋身体，事业固然重要，但身体才是根基。当年我曾断言，李开复这样不眠不休，身体很难支撑，迟早会生病的。

李开复患癌的消息传出后，有人说我太神了，怎么能知道李开复不健康呢？这很简单，李开复违背了自然规律。因为我们都是人，不是机器人，我们需要补给，需要休息。就像花儿需要养分和空气，也需要休息一样。我们是自然界的产物，自然界有其特定的规律，我们都得遵循。太阳西落，大地漆黑，万物进入梦乡；红日东升，晨光显露，万物苏醒，开始劳作。日复一日，年复一年。

不论我们人类多么智慧，创造了多少奇迹，我们依旧是自然的一份子，得遵循自然界的规律。正常人需要吃饭、休息，每天晚上最少睡8小时，适量运动，这样才能保证身体进行正常的新陈代谢，才能保证身体的健康运转。

不要觉得自己的身体素质比别人好，不要觉得自己年轻扛得住，熬夜加班没关系。不要觉得生病是别人的事，与自己没关系。生病不是一朝一夕的，当你透支身体的时候，你就已经给自己埋下了疾病的隐患。可能饿一次没什么，身体会调动其他能量来弥补；一次熬夜你还能扛得住，不会觉得头脑昏沉走不动路，但是长此以往，你的身体无法承受，就会突破健康阈值，表现出来的症状就是，你生病了。

我从来不认为生病是原因，它只是结果，是我们毁坏自己身体所导致的结果。李开复和乔布斯的例子就足以说明一切。

患癌后的李开复回忆过去，"在以往的职业生涯里，我一直笃信'付出总有回报'的信念，所以给自己的负荷一直比较重，甚至坚持每天努力挤出三小时的休息时间来工作，还曾天真地和人比赛谁的睡眠更少、谁能在凌晨里及时回复邮件……努力把

'拼命'作为自己的一个标签。现在，冷静下来反思：这种以健康为代价的坚持，一定是不对的。"

这世间万事万物都是不断变化的，哪怕你躺着不动，你身上还有无数个细胞在进行新陈代谢，老化的细胞逐渐被淘汰，等待适当的时机排出体外，新生的有活力的细胞正努力运转。为什么你早上吃饱了，到了中午还会觉得饿？因为你身上的细胞都在工作，它们需要补充营养，需要适当地休息。只有吸收了足够的营养，获得适当的休息之后，它们才能保持正常运行，你的身体才能维持正常功能，你才是个健康的人。

陈总是某外资企业大中华区的总经理，收入丰厚，当然，工作极其繁忙，身上的压力也是巨大的。我们认识十来年，一开始她只是一个小小的业务员，还经常同我们出去游山玩水。随着职位的上升，她的私人时间也越来越少，跟我们也是几个月才见上一面。每次我们都劝她多休息，注意身体，她却不以为然，总说自己扛得住。

有相熟的朋友告诉我，陈总也可以说是个传奇，军人出身，转业到地方，没权没势，从底层做起，做过小买卖，卖过保险，推销过业务，吃过不少苦。陈总自己也常说，现在这些工作强度对她来说不算什么，她原本是军人，身体底子好，不会生病的。反倒是她总劝我们，人生就这么几十年，别把时间花在睡觉上，还有那么多重要的事情需要做呢。

话说到这份上，我也不好再劝，只在心里默默想：临崖勒马收缰晚，船到江心补漏迟。她现在还能撑得住，是因为她身体底子不错，加上毅力过人，小病小痛都忍得住。可是她这样长期熬夜，身体状况会加速度恶化，一旦出现病症，想要恢复健康，可真不是件容易的事。

上次突然接到陈总的一个电话，请我帮她做个调理方案。她前段时间受了寒，落下咳嗽的毛病，怎么治都不管用，吃了很多药，也都无济于事。咳嗽越来越严重，几乎每四五分钟就暴发一阵咳嗽，连开会都成问题。我建议陈总稍稍放下工作，先养好身体。陈总说："我最近都已经很颓废了，整天昏昏沉沉的，大白天还睡了一觉，不过睡醒后感觉舒服多了，咳嗽没那么频繁。但最近每天早上4点就咳醒了，再也睡不着，能给我开个方子止咳吗？"我说："咳嗽不止，你多吃点冰糖蒸梨可以缓解一下。你要真想不咳嗽，还是别指望我了，指望你自己吧。你就是缺觉，回家好好睡觉是正经。"我这话丝毫没有玩笑的意味。她本来就是劳累过度，身体太虚，所以受寒了就咳嗽不止。早上四点醒，多半是因为肺部受寒，或者是咳嗽伤了肺阴，用冰糖蒸梨可以缓解，但不治本。她昏昏沉沉想睡觉，就是身体发出的指令，该休息了。

我常给病人打这样一个比方，我们的身体就好比一座城堡，外界的细菌与病毒无时无刻不虎视眈眈，想要进攻我们。如果我们身体够好，城堡的防守就够严密，外部的军队就比较难以攻入，即便是攻入了，也会很快被消灭。假使城堡内部早就出现严重问题，外部军队只消轻轻一戳，立刻就摧枯拉朽，横扫一大片了。这也就是为什么有的人生了病或者受了伤，能够快速痊愈，而有的人，像《红楼梦》的人物晴雯，只是偶感风寒，居然就断送了年纪轻轻的性命。因为晴雯素来身子骨就娇弱，受了风寒又没有及时调养，所以病情一再加重，最终不治身亡。

世间万物都是变动不居的，人的身体也是不断变化的过程，即便你今天健康，也不能保证以后永远健康。所以，永远不要幸灾乐祸，不要笑别人患病，不要肆意挥霍自己的身体。像彻夜工作、长期对着电脑、因为工作而顾不上吃饭睡觉运动等等，都是在摧毁我们的健康，透支我们的生命。

当然，我们每个人都不希望生病，希望自己健健康康地过好每一天，那我们就要时刻警醒，保持健康规律的生活，让自己时刻处于健康的状态。不过，换个角度看，生病不是坏事儿，它是身体发出的警报，警告我们身体已经超越临界点了，要快点改变不良的作息和习惯。

古人说，居安思危，有备无患。对我们的身体也应做到这样，平时多注意保养，不要等到生病之后才来哀叹后悔。

4 钱还在，人没了！

春晚小品《不差钱》中有一句广为流传的台词：人生最痛苦的事，莫过于钱还在，人没了。这话咋听起来好笑，但却是至理名言。哪怕是赚到了金山银山，没命花，不都是白搭吗？钱没了，还可以再赚回来，而生命只有一次，永远不能再重来。

这个道理人尽皆知，但很多人却用健康、生命来换取金钱，这种情况在企业家群体中尤为明显。我随手查了一些数据，看下来只觉得触目惊心。

2012年中国企业家调查报告显示，有90.6%的企业家存在"过劳"的倾向，其中45.3%的企业家，已经"过劳"。有15.25%的企业家，承认自己在最近两年中，从未做过身体检查。而《中国企业家健康绿皮书2014》中显示，企业家体检异常率高达97.5%，远高于其他人群。

本以为，越来越多的企业家意识到自己的健康问题，会更加注意身体。跟朋友聊起来，就有人说，意识到并不等于做到，社会竞争这么激烈，企业家过劳情况只能是越来越普遍。

2004年11月，均瑶乳品的董事长、前首富王均瑶在上海瑞金医院与世长辞，当时，他不过38岁。王均瑶的死，让无数人感到震撼，而这不过才拉开了企业家健康危机的序幕。

2005年，38岁的网易首席执行官孙德棣辞世；同年，59岁的著名艺术家陈逸飞因积劳成疾，在导演电影《理发师》时，因肾出血猝然病逝。

2006年，37岁的上海中发电气(集团)有限公司董事长南民，因急性脑血栓去世。

2008年，同仁堂董事长张生瑜因心脏病突发去世，年仅39岁。

2013年，36岁的御泥坊创始人吴立君突发脑疾去世。去世后，他的作息时间表被公布出来，令人咋舌。他平均一天工作17个小时，每周工作7天，总时长119小时。

上面这些去世的企业家，都是因为劳累过度而死的，用现在流行的说法就是"过劳死"。有数据表明，中国每年"过劳死"的人数约有60万人，这个数字正在逐年递增。

温州某医院曾对87个企业家做过详细的身体检查，发现身患高血脂的有51例，高血压37例，高黏血症35例，脂肪肝22例，冠心病6例，脑梗塞4例，高血糖13例，颈椎及椎间盘突出31例，代谢综合征15例，绝大多数企业家一个人身患多种疾病，这就是现代企业家的健康状况。

越来越多的人用牺牲健康来换取金钱，然后再用换来的金钱养医生。大部分企业家生活节奏快、工作生活压力大、生活作息不规律、应酬多、睡眠少，缺乏锻炼，努力管理好了企业却忽视了自己的身体。等到身体亮起了红灯，病变出现，才意识到要好好保养身体。

老话说得好：好死不如赖活着。只要你活着，就有机会，就有无限可能。最穷无非讨饭，不死总会出头。秦始皇想要永远保有荣华富贵，派徐福外出求长生不死之药。嘉靖帝自己炼制不死仙丹。而现在的人，为了赚点钱，把命都搭上去了。命都没了，再多的钱又有什么用？打个比方说，健康是1，金钱是0，房子是0，车子是0，名声是0……有了1，后面的那些0都有了存在的意义。如果没有健康，其他的一切都只是幻影，终成虚空。

以前常来养生馆的一名客人苏姑娘，气质娴静，端庄大方，生活美满。丈夫在银行工作，薪资不错，工作相对清闲，包揽了家里的日常事务。儿子刚上初二，是市重点的尖子生，懂事乖巧。她自己是某大型企业的产品经理，职业发展空间巨大。我们都对她羡慕不已，认为这才是成功女人的典范。

苏姑娘以往每周都会抽空来养生馆一两次，对身体还比较在意。年初她借调上海，工作任务骤增，压力似五座大山，压在她身上，朋友圈时常会看她发清晨四五点的小路，旁白总是：下班回家的路上。我劝她尽量少熬夜，将手里的工作交给相应的负责人，不要总压在自己手上，一个人埋头苦干。她总说工作压力大，没办法，只能加班加点地熬。

七月份，她终于从上海回来，到养生馆的时候把我吓了一大跳。本来圆润丰腴的她，现在已经瘦成了木乃伊，脸颊凹陷下去，全身的骨头都凸了出来。她微笑说：就当减肥了，我现在身高170，体重80，这是多少人梦寐以求的好身材啊。

拜托，这不叫好身材，这叫不正常。这样暴瘦会给肠胃带来极大影响，身体的整个新陈代谢体系都被打乱，进而影响到免疫系统。我劝她赶紧调养，她好脾气地答应，但工作实在太忙，不得不再度加班。

到了九月，她终于在朋友圈发各种美美的旅行照，我高兴地逐条点赞，心想，旅行也是一种放松，她终于好好调理自己的身体了。十月份，听说她进了医院，旅行过程中昏迷，被送到急诊室，后来检查出来患上急性肾衰竭。家里立刻联系了国内顶级的专家大夫，将她送到同济医院进行救治。她的境况时好时坏，到后期浑身软绵绵的，话也说不出来，吃下去的东西很快都被吐出来。

2014年12月31日上午，她丈夫用她的名义在朋友圈发了一条讣告，她于早晨6点去世，享年42岁。我去参加葬礼，遇见了很多相熟的客户，大家都扼腕叹息。有客户说，她当初成天熬夜的时候，就出现过心肌阵痛的情况，有好几次差点晕厥在电梯里。但是为了项目的进展，她不得不咬牙硬撑着。项目结束后，她立刻去台湾旅行，想要调整身心，不幸的是，已经太迟了。

大家说起她，只觉得惋惜，她本来拥有完美的一切，现在什么都无法享受了。因为她的离世，丈夫失去了妻子，儿子失去了妈妈，这个幸福的家庭瞬间沦为悲惨的地狱。有客户说，这么拼命，挣这么多钱干什么？自己死了，再也享受不到，老公可以用她留下来的钱再娶一个，这个女人名正言顺地享有她奋斗得来的一切，虐待她的儿子。这样辛苦为他人做嫁，有什么意义？

王均瑶住院的时候，就有过痛彻心扉的感悟：世界上什么床最贵？——病床！可以有人替你开车，替你赚钱，但没人替你生病！东西丢了都可以找回来，但是有一件东西丢了永远找不回来，那就是生命。

终于悟到了这些，但王均瑶的生命永不再来。而其他企业家，只要还活着，就有义务好好保护自己的身体，对自己负责，对家人负责。金钱能够买到各种用品，但是买不到健康。我们跌倒了可以再爬起来，事业受挫了还可以东山再起，命没了，一切就都失去了意义，不要因为眼前的目标就无视自己的身体。想想褚时健，经历了人生的大起大落，到70多岁的时候，重新创业，再造辉煌。只要人还在，还健康，就能打造成功的事业，就能挣到钱。

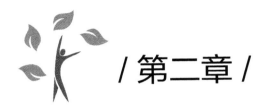

/第二章/

你身体本身价值千百万

　　有这样一个故事，一个年轻人，穷困潦倒，整日郁郁寡欢、唉声叹气。一老者见状问道："青年，你为何如此闷闷不乐？"青年说："因为穷。我家徒四壁、身无分文，连下顿饭都不知道在哪里。"老者哈哈大笑："你不知道自己身价千百万吗？"青年茫然无知。老者于是说："那我用一百万换你的双眼，你愿意吗？"青年摇头。"用两百万换你的双手？"青年摇头。"用两百万换你的双腿？"青年还是摇头。老者笑着说："你看，你四肢发达、身体健康，这本身就是无价之宝。有了这些，何愁不会出头？"

1 你的身体价值千万，你信吗？

前几天，网上出现这样一条新闻，一个18岁的小伙儿向网友募捐，称自己有个两岁小孩，自己和小孩妈妈都丢了工作，没钱花，请网友给他筹钱，帮他渡过难关。看到这消息，我第一反应就是有手有脚、身体健康、年纪轻轻的大小伙子，干什么挣不来钱，非要别人资助？他难道不知道，四肢健全、身体健康就是上天赐予他最宝贵的财富吗？他不知道他的身体价值千百万还不止吗？

很多人都同上面那个青年一样，四肢健全还苦闷发愁身无分文，殊不知拥有健康的人体器官的价值，不知道多少人豪掷千金求获健康呢？从这个角度来说，拥有健康的身体，你就等于拥有千万家资了。如果你的身体出现了什么问题，或者说某一处器官残损，需要移植，那就意味着数万、数百万，甚至上千万的开销。

社会处于不断的进步中，医学技术的进步使得器官移植成为可能，给无数病患者带来了福音。很多濒临死亡的患者，因为移植了合适的器官而重获新生，过上幸福的生活。器官移植手术的关键是获取适合的器官，但器官不等同于别的物品，从活人身上摘取一个器官，肯定会对身体造成一定的影响。所以，在我国，大部分移植的器官是捐赠而来，一般是从遗体上摘取。

而现状是，世界各国均面临器官供给严重不足的困境。据世界卫生组织统计，全世界需进行器官移植手术的病人，与所捐献的人体器官的数量比为20∶1，若是加上那些靠药物维持以等待移植手术的病人，这比例将上升至30∶1。

在美国，需要进行肾移植的患者得先登记，进入肾捐赠移植等候者名单，然后等待可配对的、供体刚死亡的器官，但是符合这两项条件的器官是这么稀缺。所以，这等待无法预测，幸运的话，一年两年，实际上，现在最少要等五年以上。但患者的身体能够撑那么长时间吗？有数据显示，美国每年有63000人等待合适的心、肝、肺和肾等器官做移植，但只有2000人可以成为幸运儿得到供体器官。每16分钟就有一人加入到等待器官移植的行列，但每11天就有一名等待者死去。

中国的情况也不会好到哪里去。我国每年大约有150万尿毒症患者，但每年只能做4000至5000例肾移植手术；3000万晚期肝癌患者，却只有3000位患者接受肝移植；500万盲人中有近3万需要做角膜移植，却只有1200人成为幸运儿。

因为需要进行器官移植的病人有这么多，而能够提供的器官只有这么少，供求差距巨大。当然，我们都知道，买卖器官是非法的，可是，排队等待的人那么多，合适的配型者又迟迟未能出现，而生命已经经不起漫长的等待了，这个理由足以迫使人们四处搜寻、高价购买所需要的器官。有了巨大的需求，黑市器官交易市场也随之日益扩张。

　　像许三观卖血维持一家生活一样，在某些贫困地区或国家，有些人会出售自己的器官来偿还债务，这在器官买卖合法化的伊朗尤为盛行。而在黑市，人体器官都是明码标价，挂牌出售，眼睛、头皮、头盖骨、牙齿、肝脏、心脏……所有的器官组织都能售卖。每写一处器官，我就感觉身上疼一下，仿佛那里被人割了一刀，太恐怖了。无论如何，还是健康的身体最好，拥有健康，比拥有金钱要可贵得多。身体健康，你就有无限可能，不止金钱，还可以拥有其他，而金钱是换不来健康的。

　　一天下午，天气闷热，我正在店里给技师们讲解操作手法。突然一阵嘈杂声从门外传来，原来是店里的老客户张总，他挽着一个人走过来。自从我给他调理好一身的毛病后，他逢人就宣讲，就连他家小孩感冒，他也第一时间给我打电话询问治疗方案。今天他这是给我带来的什么客户呢？

　　我抬眼看时，那个人也在打量我，彪形大汉，眉眼挺粗，一张脸黑里透红，呼出的气息里满是酒味儿。他上上下下地把我打量了好几通，转头对张总说："张总，我真没事儿，疼过劲儿就好了。"他拍拍胸脯，"你看，现在不一点事儿都没吗？用不着大惊小怪的。"

张总忙给我介绍道："何大夫，这是内蒙来的马总，我们刚在吃饭，他突然就疼得脸色煞白，满头大汗。我想您总有办法，所以连忙把他拽来了。"

马总却不以为然地挥挥手："何大夫，您就甭费心了，我啊，这是老毛病，每次喝酒喝急了，后腰那块就会疼那么一阵儿，疼过之后就好了。都疼了好几年，也没啥大不了的。"

我吃了一惊，疼了几年，还没啥大事儿？喝酒之后，右边肋骨下疼，这多半是肝脏出现毛病了。看到这种情况，我决定给马总做360°人体机能调理。一开始我给马总用中草药热敷后背，打开毛孔后将身体内沉积多年的湿寒逼出来，马总当时就觉得特别舒服，说感觉毛孔都在呼吸。之后用开穴刷进行开穴疗法，刷到后背肝脏对应区域，马总就觉得痒痒的，特别难受。我运用气与力，一点一点将那一块的淤堵推开，之后又用中药竹罐调理。

中药竹罐是将拇指粗细的竹罐放入中药锅内煮沸，然后寻经取穴，在适当的穴位上将皮肤扎针刺破，把已经加热的竹罐从药锅内捞出，趁热拔在患处。等到竹罐内的水蒸汽温度降低后凝结成水，就产生很强的负压，通过药力、热力和竹罐的吸力将患处的瘀血顺利地排出来，使气血畅通，消除病痛。

竹罐拔出来的污垢我们给马总看了，他自己也吓了一大跳，拔出来一大团黑乎乎的东西，黏糊腥臭。

那天之后，马总觉得身体特别轻松，走之前赶紧预约了下次调理的时间。坚持一个月之后，马总的精神状态明显好很多，身上的肌肉也紧实了，肝脏也不疼了。当然，马总现在非常爱惜自己的身体，甚少熬夜，饭局能推的都推了。马总常说，幸好来了何氏养生馆调理，否则一直糟蹋身体，很可能最后肝就坏死了，只能等着合适的配型，或者花掉几百万，高价买肝脏了。摧残身体来获取小利，然后掏出大价钱来购买自己的健康，这种做法何其愚蠢！

　　各位企业家们都要清楚自己身体的价值，无论工作再忙，应酬再多，都要好好保养自己的身体，保住这无价之宝。

2　健康地活着就是累积财富

　　钟南山院士说："人最大的成功就是健康地活着！"健康地活着，我们才能享受世界的美好，才能累积财富，才能实现梦想……现年80岁的钟南山院士，绝对是同龄人仰慕的对象。他现在还能一口气做10个引体向上，20个杠上撑，每周都会游泳几个小时。他的体能，怎么看都不像80岁的老人，就连很多二三十岁的青年也望尘莫及。

我们不奢求像钟教授那样，80岁了还生龙活虎，但我们起码要保证自己健康地活着，尽量少生病，不生大病。古人说：上医治未病。也就是说，最好的医生不是等病了再去治，而是防患于未然。当然，这不仅仅适用于医生，更适用于我们每个人。身体是我们自己的，我们得对此负责任。

我们很多人会去投资，将手头的钱投在理财、股票或者其他领域。养生也是一种投资。投资大都是要回报的，投资回报有两种方式，一种是直接回报，一种是间接回报。回报形式又分为货币回报和非货币回报。货币回报就是直接回报，譬如，你投资一万块，回款一万五，赚了五千。而养生既是间接回报又是非货币回报，打个比方来说吧，你吃顿饭要花掉五十块。这就是纯消费，不仅没赚回来钱，还花掉了五十。但从更现实的角度说，如果不投这五十块，你就无法赚回来那投资的回报五千块。怎么说呢？因为吃饭是我们赖以存活的根本。没有人因为吃饭没有货币回报而不去吃饭了，人们都知道一切回报都是在活着时才能得到的。养生也是如此，虽然不能产生直接货币回报，但是让身体健康了，就间接保证了直接回报的货币回报。

以上这番道理不是我说的，是我们养生馆的老客户王先生总结出来的。王先生驰骋生意场多年，该花的不手软，该省的也绝不商量。王先生的爱人李姐是我们养生馆的常客，我们技师没少听她数落过王先生。譬如说，王先生从来不进养生店，身体疲累了，也就是去做一些简单的足底按摩。哪怕李姐同他说过很多次，说我们这里的项目很专业，实实在在地能够帮助解决亚健康问题，说自己的身体比以前好了很多，可王先生总是固执己见，毫不接受。

有一天，我们养生馆刚开门，李姐就冲进来了，神色焦急，跟我们说，她家那口子把腰给扭了，直不起身，只能在家半躺着，连上个卫生间都费劲。李姐追问我们有没有什么好方法帮助治疗。我们沟通检测之后，给她介绍了何氏宫廷养生术的正肌术项目，但大家心里都犯怵，王先生那么顽固的人，能够来养生馆调理吗？

王先生来养生馆后，我们专家仔细了解了腰伤的过程。原来前一阵北京下大雨的那个晚上，王先生在朋友家玩了牌，半夜冒雨开车回家。睡了一晚没什么事，第二天早上一拉冰箱门，忽然一下腰就扭了。朋友带他去了一位有名的老中医那里进行正骨，当时好了很多，第二天起来又疼得龇牙咧嘴的。另一个朋友带他去了五指山按摩了两小时，按完之后觉得不怎么疼了，第二天爬起来还是老样子。

王先生这是肌肉扭结了，后来正骨师傅和按摩师傅都没找对部位，所以只能暂时缓解，不能止痛。我顺着肌肉纹路摸过去，发现肌肉组织已经形成了结节，气血瘀滞，稍碰一下，王先生就大声喊疼，一脸的不耐烦。我先给他敷上由多种名贵中草药配伍而成的药贴，具有活血化淤、舒缓止痛的作用。同时，我用80％的气和20％的巧劲，将扭在一起的肌肉结反方向推开。结节一推开，王先生的腰瞬间就不太疼了，也能下床走动了。但是他腰伤这么多天，肌肉组织已经受损，我又给配了一些修复组织损伤的胶囊。王先生之前阴霾密布的脸上堆满了笑容，连声说，听老婆的话没错，就该早点来何氏。

之后，健康管理部长每天短信跟踪，王先生每次都回复"好！很好！"因为这次腰伤，他耽误了不少生意。现在既然能够站起来，王先生又马不停蹄地忙碌起来。三天后，他去了一趟内蒙，坐车5个小时。据他说，一路上提心吊胆的，生怕腰伤复发，可一直到回京，腰都还好好的。

月底，王先生就到养生馆来办了我们的"淋巴宝典"项目，拍出来百万元的支票。我都愣了，劝他再考虑一下，王先生却说："反正是花在自己身上了，有本事就多挣钱，而不是花钱的时候算计，身体好了，多活几年，那得多挣多少钱啊，况且健康的时候吃嘛都香。"客户对我们这么信任，我们自然不能掉以轻心，用尽全力来呵护他们的生命。

经过几个月的淋巴系统调理，王先生的身体越来越好，人也有精神了，年轻了，心情也开朗了很多。李姐来我们这里调理的时候就说，她爱人现在越来越关心她，对她特体贴，感觉两人又回到了恋爱时的幸福状态。因为身体好脾气也好了，运气也更好了，王先生连着谈下好几个大项目，生意做得风生水起。他现在到处给人宣讲投资健康的好处，还介绍几位朋友过来。每次我们问起王先生效果怎么样时，王先生只回答两个字"讲究"。

王先生说，身体是自己的，早防早调保健康。健康地活着，就是给自己和家人积累财富。要是身体垮了，生意自然也做不下去，不能开源，治病还得花掉大笔钱，就是金山银山也会被掏空。

像王先生这样，才终于明白了健康生活的要义，用平常心来追求功名利禄，将金钱视为实现梦想的必要条件，而不是人生的终极目的。健康才是我们存在于世间的基础，健康地活着，本身就是在集聚财富。

3　身体不健康你就扯全家人的后腿

人们常说："没什么别没钱，有什么别有病。"金钱是我们在这世上生活的便利手段，金钱不是万能的，但没钱却万万不能。而疾病，所有人都对它避之不及，哪怕你有再多的金钱、再高的地位、再强的能力，疾病到来时，会如洪水猛兽一般，将这些冲得一干二净。

谭总是个能干的人，是圈子里的大哥大，经常有人对他竖起大拇指。他是西北偏远的农村人，跟着老乡出来闯世界，一开始在工地上搬砖，干了几年后，老乡们陆续回家，只剩下他一个，在举目无亲的大城市漂泊。他发过传单，当过伙计，送过外卖……各种苦都吃过，各种罪也受过，打拼很多年，终于成立了一个规模不小的物流公司。

其实，与谭总第一次见面是在朋友的饭局上，他指点江山、意气风发，大口喝酒，大块吃肉，让我好生佩服。仔细端详他，浓眉大眼、满面红光、声音浑厚，身体状态非常不错，这在企业家中极为难得。我询问谭总的健康秘诀，谭总大笑："我哪有什么秘诀？我是个大老粗，干活儿惯了的人，一天不动动就难受。哪怕有再多应酬，每天一早都得到公司去转转，跟员工们一起搬点货什么的，也算是促进交流，增加信任度吧。"在座众人都禁不住连声赞叹，我也赞许地点点头。早睡早起，适量运动，这的确是保持身体健康的必要条件。

此后有相熟的企业家来我这里按摩，我看着他们的啤酒肚、双下巴，就忍不住说："保重身体，少应酬，多运动，别糟蹋自己的身体，向谭总学习。看他那硬朗的身板，身体健康了才能更好地管理公司啊。"不少企业家都心悦诚服地点点头，在保养身体这一方面，谭总的确成了企业家的标杆了。

不料，有一天，谭总的一位老友来店里做推拿的时候却告诉我这样的消息："何姐，你还记得谭总吗？""当然记得了。"我毫不犹豫地点点头。

"你说人怎么能这么衰呢？啥坏事儿都能碰上。"

"出了什么事？"我问。

"谭总爸妈都病了，一个高血压，一个脑血栓，之前是在老家，一直瞒着他，接过来后才发现。谭总老婆工作忙，又要照顾两老，两头跑，听说现在也病倒了。具体啥病不知道，反正还挺严重的。一家四口，现在就剩谭总一个正常人了。唉，人啊，还是得保重身体，起码不能成为家人的负担。"

"是啊。"我加重了手上的力度，"你们这些做企业的，尤其要注意，先把自己身体养好，少应酬。还有呢，有空也带家里人去做个体检什么的，全家都好好调理调理。"

没想到，得知这消息的第三天，我就见到谭总了，这次相见实在出乎我意料。

吃过中饭，刚走进养生馆，做艾灸的小姑娘就跑上来说："何大夫，谭总来了，就在里屋呢。"谭总？我立刻快步走进去。

只见一个人埋头坐在椅子上，顶上头发白了一片，头扎得低低的，不堪重负的样子。见有人进来，那人抬起头来，果然是谭总，只不过，这才几个月不见，他的脸上就添了不少褶子，两眼通红，愁眉紧锁，嘴角向下耷拉。

谭总见到我，苦笑一下，那笑容比哭还难看。他这段时间忙得不可开交，家里的，公司的，让他焦头烂额。要不是背疼得厉害，他也不会想到来养生馆做做艾灸推拿。

做推拿的时候，谭总躺在按摩床上，面朝下，声音很低沉，带着哭腔："我以为我自己打拼就行了，没想到，家里人全都躺倒了，现在就我一个人能站着。我眼看着房顶要从天上塌下来，但是只有我一个人能撑着，家里人都病着，我还得一边硬撑着，一边伺候他们。我公司的事情多，不可能天天在家，只能请护工来照顾，但爸妈节俭惯了的人，总嫌请护工浪费钱，就偷偷退掉。"

我按摩的时候就感觉到谭总的身体肌肉板结得厉害，有些血管都鼓出来，弯弯曲曲的。按到足阳明胃经这条线的时候，他虽然没喊出来，但腿下意识地抽动，肯定是疼得受不住了。我建议谭总："你有空还是多过来放松放松吧，再这样下去，身体吃不消的。"

谭总很是无奈："有什么办法？吃不消也得硬挺着，家里和公司，两头离了我都不行。"走出门时，正好是傍晚，斜阳将谭总的背影拉得老长。一旁的技师们都忍不住叹息，有的说回家一定要带父母去做体检，只有他们的身体健康了，才算是给我们吃了定心丸。

之后我再也没见过谭总，所有的消息都是从其他朋友那里听来的。听说谭总的父亲在洗手间摔了一跤，半身不遂，母亲因为担心，病情再度恶化，也进了急救室。谭总忧心如焚，天天在医院陪护，公司顾不上打理。以前每天都去公司的，现在十天半月也见不到人，公司的业务堆积如山，没人敢拍板。助理只好将厚厚的文件送到医院，谭总在照顾病人的期间匆匆浏览一遍，就这样批示了。那段时间，公司的业务出现了很多纰漏，又碰上竞争对手排挤，谭总的公司一度陷入困境。很多长期往来的客户也没法维持下去，更不用说开发新市场了。业务量逐日递减，收入也越来越微薄，资金链出现问题，到了月底发工资的时候，不能及时支付，很多员工就都被对手公司挖了过去。这样一来，公司就全面垮掉了。谭总辛苦多年打拼的积蓄，大部分用在了公司上，还有些都用来支付高昂的医药费和手术费，已经所剩无几了。听说最后，他不得不将公司低价卖出，早前置办的房产也都卖了，用来补足亏空并支付家人的医药费。

谭总的事儿算是给了身边这些企业家们一个深刻的教训，那就是不光要照顾好自己的身体，还要督促家人健康地生活，这才是做好企业的坚实后盾。身体健康，本身就是最大的财富。钱再多也买不来健康，要是家里人病倒，金山银山也会被掏空的。

4　我的梦想就是：为了看病而挣钱

　　我的梦想就是：为了看病而挣钱。这不是我说的，这是一位客户的口头禅。每次见到他，都是病快快的，但即便是这样，他依旧不注意自己的身体，经常熬夜加班。问起来，他总振振有词："我的身体不好，为了治病，花了太多钱。我要想办法多挣点钱，挣到钱了，我才能去好好治病。"我无言以对。

　　每次看电视或者各种新闻报道的时候，总能见到有些人拖着病体苦苦支撑，还总有人佩服、宣扬这种事情，认为这体现了永不屈服、与病魔作斗争的勇敢精神。病了不是应该首先去看病，去治疗，去保养身体吗？病了还拼命工作，这不是找死的节奏吗？

　　话虽然这样说，可是碰到自己生病时，很多人还是放不下手边的工作。几乎大部分企业家都有类似的情况，像乔布斯，患癌了还冲锋在苹果研发一线，硬是把自己折腾到没命。还有前几天看到的旧闻："安徽一企业家受村民重托当支书，带病工作不幸离世。"碰上这样的事情，老实说，我只能拿来当反面教材教育大家，病了就要多休息，不要过分透支身体。

生病不是一朝一夕的，病痛不是从天而降的，都是日积月累的过程。之所以会生病，就是因为之前的生活方式多少存在问题，病痛给我们警示，让我们好好注意休息，改善自己的生活方式。如果以正确的方式改进了，那身体自然就会慢慢恢复到正常状态，疾病也就痊愈了。

去年初，不少人纷纷提起姚贝娜，因为这个姑娘唱歌好听，可是年纪轻轻就因病去世了，大家纷纷感到惋惜。周围朋友都在说这事儿，我也上网查了一下姚贝娜的相关事迹，看完后只想说，她太不爱惜自己的身体了。

本来姚贝娜2011年就患上癌症，经过化疗，身体恢复了健康。这时候的她，只要好好养着，可以健康地活个几十年，但是她没有。她后来参加了《中国好声音》，一夜之间，红遍大江南北。人红了，活动也多起来，经常熬夜，到处活动赶场。这样的情况下，她的身体再度恶化，2014年12月26日入住医院特诊科，病情忽然恶化，经诊断发现癌细胞已经转移入大脑和肺部，情况不太乐观。到2015年1月，她就辞别了人世。这种带病工作的行为，不是敬业，而是自虐，是不爱自己的表现。

就在姚贝娜去世后两天，一位蛰居广东的知名漫画家被发现死在自己的寓所内，读者们发现时已经是几天之后了，这不是漫画界的第一起类似事件。根据统计，仅2014年一年之内，就有数十位网络写手和漫画家身患绝症甚或猝死。这些网络写手和漫画家的平均年龄也不过30岁，为什么会早早离开了人世？

答案很简单：他们的生活方式不健康，他们的身体不健康。当他们仍旧继续着这种不健康的生活方式，最终失去了人生最基本的保障——生命。工作强度越大，锻炼时间越少，健康透支得越严重。身体长时间超负荷运转，终有一天会不堪负累。不论他们对人生有多么远大的理想，对未来有多么美好的憧憬，一切都因为生命之树的轰然倒地而灰飞烟灭。

很多写手和漫画家们都是自己居住，没有人照顾，兴致来了，可以一气儿在电脑前待几个小时，顾不上吃饭，也顾不上睡觉。颈椎问题是这些人的普遍毛病，长期的营养不良、神经衰弱也是很多人的通病。很少有写手敢说自己是个健康的人，他们大多患有这样或者那样的疾病。为了能够爆红，为了能够拥有更好的收益，他们日复一日地拼命劳作，顾不上自己的身体是否吃得消。还有人身体已经病倒，但为了支付高昂的医药费，为了自己的生存，不得不加速工作。

他们成天对着电脑，一动不动地坐着，敲击键盘，脑海中勾勒出一个又一个场景、一幅又一幅画面。大脑高速运转，双手不停地敲击键盘，但是身体其他部位却几乎没有活动过。

可是，他们忘了，身体是我们生存的依据，健康是人生幸福的基础。对于我们的人生而言，健康永远是第一位的，因为只有拥有了健康的身体，我们才能有心情去思考任何事情，才能有精力去做任何事情，才能去享受生活。

人们常说，生病的时候才能感受到健康的快乐与美好。诚如此言，我们大多数人是身处健康中而不自知，肆意挥霍自己的身体与生命，等到身体出现状况时，回想当初健康时的快乐逍遥，才感觉痛悔不迭。

健康的身体不可能用物质去换取，也不能用金钱买到，一般人都懂得这些道理，只是我们许多人不注意罢了。健康的身体是人的生命的载体，生命依靠健康显示出一种活力；健康的身体是一个人从事工作、学习、生活的有力保障，有健康才有希望，有希望才有一切。健康不是一切，但没有了健康，也就没有了一切。没有了健康，什么成就，什么名声，什么财富，全都是一场空！所以，我们说：健康是人生最重要的资本。爱事业的人首先要爱健康，爱家庭的人首先也要珍爱自己的健康，爱生活的人更要加倍珍惜自己的健康。健康就是财富，只有拥有了健康的本钱，才能创造出更加幸福美丽的人生。

这世界上有很多蒙昧不明的人，之所以说他们蒙昧，是因为他们明明已经知道自己的身体已经面临大问题了，还在同身体讨价还价：再匀给我一点时间，或是少花点儿钱养护身体吧。他们并非不知道身体枯竭意味着什么，只是他们心存侥幸，总觉得自己不至于走到那一步。

一个来店里做面部调理的客户，工作压力非常大，成宿成宿

健康财富学

睡不着觉，身体的各种状况频发。健康管理师曾多次劝她换一份相对轻松的工作，该吃吃该睡睡，放松心态，但是她觉得工作压力不够大，收入也会相应下降，她舍不得放弃拼搏多年得来的一切。压力大，她就通过购物的方式来解压，她说家里存放着许多根本不会穿到的衣服和鞋子。她说这些话的时候非常自豪，我们却深感惋惜。她这些衣服鞋子之类的奢侈品，其实就是用她的健康换来的，用健康换取这些根本用不着的奢侈品，究竟是明智还是愚蠢？

还有些人，将自己的所得都用来购买各种消费品，但是却不肯花一点钱去做养生保健。他们的选择，也就决定了他们的结果。各种消费品，自你买到手的那一刻起，就可能已经贬值，或者被你消耗掉。他们用生命和时间换钱，再用钱购买即将贬值和消耗掉的商品！可以这样说，这些人，实际上都是些自我厌弃的人，他们根本不爱自己，不愿意使自己生活得更加幸福美满。

第二章　你身体本身价值千百万

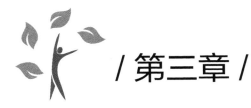

/ 第三章 /

健康身体从"头"开始

　　我们都知道，人的身体是一个统一的整体，每一部分都正常运转，我们的身体才能健康。但是，头是重中之重，是一身的主宰，是"精明之府、诸阳之会"，是五官和中枢神经之所在，掌管着身体各个部位的健康。人体的气血精明、所有经络，全部都要归于头部。我们想要健康，必须从"头"开始，重视养神、健脑。

1 心灵的窗户满是尘沙

人们常说，眼睛是心灵的窗户。大家都喜欢看小孩子，因为他们的眼睛亮晶晶的，特别清澈。而很多成年人的眼睛就很浑浊了，刻薄的人甚至形容女子"人老珠黄"，是说人老了，眼珠子就变黄了，不再清澈透亮。诗歌里头说"水是眼波横，山是眉峰聚。欲问行人去那边，眉眼盈盈处。"很显然，眼波流转是判断一个美女的基本条件。其实，这也是判断人是否健康的重要条件。因为眼睛是七窍之一，与内在脏腑相通。脏腑有病，往往从七窍的变化中反映出来，而这其中最明显的就是眼睛。

我们去医院看病，医生多半会检查舌头，查看眼睛，就是从这些器官来辨别内在问题。眼睛与肝经和肾经这两个经络最为密切，当然跟心经也有关系，但是最重要的是肝和肾。很多老年人容易出现老花眼、青光眼、白内障等状况，这多半是因为肾虚、肝肾不足所致；而很多年轻人容易眼红目赤，大多是肝火太旺的缘故。不过，这只是一般情况，现在年轻人也越来越多地出现眼晕、眼花、眼酸、眼睛干涩等问题。

为什么现在各种滴眼液、眼药水的广告铺天盖地？因为有需求，有市场呗。很多年轻人眼睛酸胀、干涩，不得不随时备着滴眼液。很多年轻人睡眠太少，长时间地对着电脑、电视机，一到周末或者节假日就窝在沙发里或者电脑椅里，一呆就是一整天。这样下去，身体能不垮吗？连我们上学的时候，老师都要求做眼保健操，一堂课结束后就看看远处，调节一下。

现在几个小时甚或十几个小时专注地盯着电脑屏幕，到了深更半夜还不睡觉，导致身体能量不足，虚火上飘，所以眼睛干涩甚或红肿、流泪不止。但很多人不在乎，因为他们有应对的绝招，既然是上火了，那就败火呗，绿茶、菊花茶、苦瓜，什么强劲吃什么。

每次看到这样的情况我就着急，我们是懂中医原理的，从中医的角度来说这就是糟蹋自己的身体啊！这种肝火上扬其实是虚火，是因为脏腑失调，元阳受损，约束不力，虚弱而生内热，内热化为虚火。如果用菊花茶之类寒性的东西浇下去，火虽然灭了，但是寒气也进了脏腑。这种情况下应该引火归元，好好补养，该休息的时候就休息，把身体调理到阴阳平衡的状态。

像我有一名客户张女士，工作非常辛苦，经常熬夜。可是精神状态差，工作效率低下，为了完成工作，不得不再开夜车。这样恶性循环，身体越来越糟。她听朋友推荐何氏养生馆，抱着试一试的态度过来看看。我们询问她的症状：早上起来经常头昏昏沉沉的，晚上又老做梦，总是睡不醒，感觉眼疲劳、眼睛花，视物模糊，总有口苦现象，有时候还有轻度鼻炎。

针对这种情况，我们养生馆的健康专家特意给她设计了何氏养生七窍通调理方案。七窍是头面部七个孔窍：眼二、耳二、鼻孔二、口。五脏的精气分别通达于七窍，五脏有病，往往从七窍的变化中反映出来。所以，我们的七窍通不是简单的"头痛医头脚痛医脚"，而是通过通孔窍来疏通脏腑，直达病原。

我们刚做完，张女士就感觉眼睛舒服了很多。以前，她每半个小时就要用一次滴眼液的，现在半天用一次，眼睛也不觉得那么干涩了，看东西也没那么模糊了，这让她非常激动。此后三天，她每天都来做调理。连续做了三天，之前那些困扰她多年的症状基本上都无影无踪了。张女士激动坏了，她原本以为这辈子都要这样疲累地生活，没想到现在真的"无病一身轻"。她说，现在才体会到"耳聪目明"、"神志清明"是什么感觉。这段时间，她就像开了小马达，工作效率飞速提升。晚上到点就困了，并且是一沾枕头就睡着。早上醒来时精气十足，四肢五骸都充满了活力。我们再三叮嘱张女士，再也不能熬夜了，保重身体要紧。张女士乐呵呵地说："我现在一天顶过去一周，哪里还用得着熬夜啊？"因为觉得效果很好，张女士就一直坚持来养生馆调理自己的身体。用她的话说：我得悠着点，把身体养好了，以后工作上才能大有可为。

眼睛是脏腑的反映，每个人的身体情况不一样，从眼睛表现出的问题也不一样。我们何氏养生馆针对人体的基本情况，开发了多种身体调理系列，根据每个人的具体状况再做具体分析，"对症下药，辨证调理。"

不同于张女士的过度疲劳导致的眼晕，客户戴先生右眼不舒服，总是抽着跳，小腿痉挛，颈椎不舒服，平时患有眼睛模糊、头晕、头蒙、头疼的症状，容易上火。我们看到戴先生后背有大片的湿疹，还有些暗色的鼓包，这应该是湿毒太重，淤堵在体内所导致。我们决定先用药敷，先打通他体内的经络，再循序渐进。

我们用48味中草药加一味药引子配伍的药液，热敷他的后背和小腿。热敷之后，他右侧脸部及太阳穴突出的青筋就下去了很多，背后、颈椎、肝区投影区及耳侧区的湿疹也不那么明显了。我们接着又给他做竹罐刺血疗法，将拇指粗细的竹罐放入中药锅内煮沸，然后寻经取穴，在适当的穴位上将皮肤扎针刺破，把已经加热的竹罐从药锅内捞出，趁热拔在患处。等到竹罐内的水蒸汽温度降低后凝结成水，就产生很强的负压，通过药力、热力和竹罐的吸力，将患处的瘀血顺利地排出来，使气血畅通，消除病痛。

操作完之后，他身上先前淤堵的暗色包块消散了很多，觉得整个人轻松了，有"腾云驾雾"一般的感觉。

第二天，戴先生早早就来了我们养生馆，一进来就激动地说："我眼皮不跳了！"经过一夜的休息，我们看到他身上的湿疹也明显好了很多。我们给他调理左侧眼部，左侧头部，左侧耳前、耳侧、耳后淋巴，左侧颈椎本部区，男科密码区、胰脏投影区、腰椎本部区、左侧小腿，做完之后，湿疹又消下去不少。

第三天，我们给他做了后背和双腿小腿的药敷，右侧腰椎本部区、腹部及胰脏的本部区开穴，眼部做了淋巴排毒手法。做完之后，戴先生照镜子说自己整体白了不少，我们给他看投影结果，投影区的斑也下去了。戴先生激动坏了，这湿疹困扰他多年，走遍大江南北寻访名医，花了不少钱，人也受了不少罪，没想到，在我们养生馆三天就给调好了。

这一点，我毫不怀疑，因为再顽固的病症，只要找对了方法，从根源上调理，都能很快见效。人体的巨大潜能总是超乎我们的想象。

2 世界是安静的，我却躁动了

从事中医养生几十年来，我见过各种各样的患者，有的人跟蔡桓公一样，根本不认为自己身体有疾患；有的人觉得带病生存是常态，习惯了就好，不用改变现状；有的人是工作大于一切，身体不重要；有的人意识到身体不堪重负，于是多方调理，终于重获健康……最深切的一个感受是，病人逐渐年轻化，很多人都拖着病体生存。许多以前认为是老年病的，现在在年轻人身上频频出现。譬如头晕眼花、耳鸣耳聋等症状，很多年轻人都出现过类似的症状。

造成耳鸣甚至耳聋的情况多种多样，但根源还是出在五脏六腑中。

我们身体的五脏中心为阳脏，属火、主血、居上焦，为五脏六腑之主，主宰全身的血流循环。但心又受"元气"的制约，元气是先天之精所化生，靠后天摄入的营养来滋生。元气发于肾，藏在脐下的"丹田"处，借"三焦"的通路敷布全身，推动脏腑等器官组织进行运转。肾是阴脏，属水、藏精、居下焦。心脏与肾脏互为升降，共济协调，彼此交通，这样身体才能保持阴阳平衡，达到水火即济的状态。如果肾脏不能"主水"，无法涵养肝木，就会出现耳鸣、头晕、失眠等症状，严重的会出现水肿症状。

而五脏受损，除了天灾人祸等各种意外事件，更常见的伤害来自于我们自身。可以这样说，是我们有意识或者下意识地在"慢性自杀"。就像汽车需要保养需要上油，需要检修，我们人体也需要休息，需要保养，才能让身体保持正常运转。古人崇尚

"日出而作，日落而息"，劳逸结合，饮食有节，但我们现代人，有几个能做到天黑睡觉，天亮起床？很多人上班都是在写字间里，对着电脑，下班回家吃过饭，要么窝在沙发上看电视，要么缩在电脑前。周末就一整天宅着，饿了吃饼干或者叫外卖，盯着电脑眼睛眨都不眨一下。晚上不愿上床睡觉，早上不愿爬起来干活。身体正常的生物钟被打乱，五脏该休息的时候不能休息，又额外增加了许多负担。五脏六腑不能正常运转，身体各器官也就出现了机能紊乱的情况。

前段时间，我们的老客户钱女士带着一名小伙儿过来做养生。小伙儿高高大大的，人却很蔫，一脸晦暗。我们技师跟他打招呼，他也爱答不理。钱女士说，这小伙儿是她侄子，大学毕业一年多了，一直没找到合适的工作，天天在家打游戏，昼伏夜出，家里人也管不了。一周前，家里人发现跟这孩子说话，他几乎就听不见了。带他去医院检查，医生说他听力不到常人的十分之一，听力完全恢复的可能性不到三成，现在只能慢慢调理，注意休息。家人急疯了，钱女士索性把他带到我们养生馆来，希望情况能够好转。

我们的专家向小伙儿了解详细的情况，原来，小伙儿不用上班，经常成宿成宿地打游戏。每次摘下耳机，脑子里都还回旋着游戏里"进攻"、"冲刺"之类的声音，躺在床上，耳朵还在轰鸣。大概两个月前，右耳出现耳鸣的现象，像有千军万马在脑海里奔腾。那段时间，他稍微注意了一下，但打起游戏来，又忘了时间，经常一动不动地坐半天。

看到这孩子的情况，我们只能摇头。他长时间熬夜不休息，肾脏严重受损，脑供血不足，脑部缺血缺氧，所以会持续耳鸣。再加上他长期伏案打游戏，颈椎变形，颈椎压迫神经，椎基底动脉供血不足，引起内听动脉血流减少，出现突发性耳聋症状。出现这种情况，如果及时加以调理，还能很快改善，但他依旧熬夜打游戏，元气损耗太过，内耳感受器受到永久伤害，所以很难恢复。

我们根据他的身体情况，决定采用宗筋调理法。宗筋是筋之宗，是诸筋汇聚之处。它起于胞中（男子起于睾丸，女子起于子宫），内连于肾脏，阴阳入气，生于胃腑，输于太阴，藏于肾脏。少阴、太阴、阳明、冲、任、督脉这些的经络都汇聚到宗筋中。调理宗筋，能够疏通全身的经脉气血，调理任、督、冲、带脉，以及脾肾的根本，可以说是中医的上病下治、下病上治、左病右治、右病左治、中间病四肢治、四肢病中间治的具体体现。不光调理十二经脉，还兼顾到五脏六腑，调动人体之元气，从而达到疏通全身的经脉和阴阳平衡。

我们给这小伙儿做了一次宗筋按摩，配合药敷调理。小伙儿觉得舒服了很多，感觉身体比之前顺畅。我们的专家再三叮嘱小伙儿要注意休息，规律作息，不要成天窝在家里打游戏。小伙儿后来自己又经常来我们养生馆，我们采用360°全面调理法，整体地恢复他身体的机能，平衡阴阳。每次做完调理后，小伙儿都感觉比之前轻松很多，人越来越精神，肤色逐渐白皙起来。小伙儿现在已经戒掉了网瘾，早睡早起，耳鸣的情况甚少发作，听力在缓慢恢复，心态也变得积极起来，努力投简历，准备找工作，重新面对社会了。

我们常说要爱护自己的身体，但说到做到的人并不多。有的人像这小伙儿一样熬夜打游戏，还有很多人废寝忘食地工作、学习，完全忘记了身体的存在。殊不知，上天对每个人都是公平的，你厚待身体，身体也将回报你健康，你折磨身体，身体就回给你疾病。

昨天查资料的时候看到一名"拼命三郎"，湖北宜昌市的一名小儿外科医生，因为劳累过度，右耳失聪。报道上说，从早上8点到第二天凌晨3点，他一共做了8台手术，工作了19个小时，早晨从睡梦中醒来，右耳就听不见了。

我想说不要以为是医生，就可以放松对自己身体的护理了。疾病是不分等级、不分种族的，我们每个人都应该善待自己的身体，争取健康每一天。

3 那一刻，我的世界快要"爆炸"

　　头痛是一种常见症状，生活中随处可见，几乎每个人都有过头痛的经历。俗语说"牙疼不是病，疼起来真要命"，头痛也一样。很多顽固性头痛、偏头痛患者对我说，疼起来天崩地裂，恨不得拿一把锤子把自己的脑袋给砸个稀巴烂。为什么现代社会这么多人会头痛，头痛能不能根治？还是只能吃头痛药缓解一下？

　　现代社会生活节奏快，科技发展更是日新月异，稍有懈怠可能就会被时代洪流甩到沙滩上。竞争激烈，生活压力大，很多职场人精神高度紧绷，时刻处于"备战"状态。我们都知道，弓拉得太满了容易崩断，我们脑子里的这根弦也是，如果一直紧绷着不放松一下，也会断的。据调查显示，有18%左右的人群有头痛症状，女性患者比男性患者多3~4倍。

　　与此相适应，各种止疼片、感冒药、安眠药等充斥于市。头疼了，没关系，吃片止疼药；困得厉害，可是还要加班，没关系，来杯黑咖啡；感冒了，头昏昏沉沉的，没关系，冲一包感冒冲剂；好不容易能躺下了，可是又睡不着，没关系，再来两粒安眠药吧……

老话说"是药三分毒"，我反对滥用药物，尤其是各种镇痛药。头痛的原因多种多样，但是头痛药的机制却大体相同，那就是刺激神经元，最终减弱或阻滞痛觉信号的传递，以达到镇痛的作用。也就是说，你身体里的毛病仍然存在，只是你感觉不到它在拉响警报而已。这种做法，跟寓言故事里的"掩耳盗铃"没什么两样。况且，镇痛药的作用机制本身就会干扰神经元的正常运转，所以长期服用，不仅身体会产生抗药性，还会导致免疫力低下。而免疫系统，就是我们身体的第一道防线，免疫力低下，各种细菌病毒就会趁虚而入，占据我们身体这个王国。所以，哪怕头疼得都要炸了，最好也要克制住吃止疼药的欲望，放下药瓶，好好调养，从根源上来改善头疼的问题。

我们从整体上来看待头痛。头部是经络密布的所在，是诸阳经交会之处，凡五脏精华之血，六腑清阳之气，都上会于此。不论是六淫外侵，七情内伤，升降失调，郁于清窍，还是清阳不运，都能出现头痛的症状。头痛可以分为偏正、左右、前后、寒热等几种，症结不同，根治的方法也不一样。

我们养生馆有一名会员马先生，今年54岁，经常失眠，每晚都要服用安眠药才能入睡。他经常头晕头痛，腰酸背痛，肩颈硬结，小腿发沉，迈不开步子。他自嘲，虽然是54岁的年纪，却是

健康财富学

84岁的身体。针对马先生的情况，我们给他推荐了何氏养生特色项目——络脉通。

络脉通是我将多年临床操作和中医理论糅合在一起创制的养生技术。我们人体是由经络组成，络脉行于表，经脉行于里。络脉之络主要是运行血液，供给全身营养的。络脉通技术与国医大师胡维勤教授的秘方药草油配合使用，效果加倍。

我们为马先生设计调理方案，并严格规定每次的操作时间。马先生非常配合，第一次操作后，他就感觉到身体畅快了很多。头三次效果极其明显，身体的轻松是前所未有的。马先生于是坚持调理，一段时间后，头晕头痛的症状都得到缓解，睡眠也改善了不少，不知不觉地，安眠药也不再成为必需品了。睡眠质量提高了，肤色明显有光泽起来，皮肤较先前软和了很多，捏上去不再是死硬死硬的板块了。肩背没有先前那么痛，腰臀不再发暗，小腿也不抽筋了。

这调理效果如此之好，马先生高兴坏了，拼命向身边朋友推荐。这样朋友告诉朋友，又把任姐介绍到我们养生馆了。

一看任姐就是身体不太好的那种，面色暗淡，眼睛底下一大块青黑色的黑眼圈，眼袋也耷拉着，整个人无精打采的。任姐说这是她十几年的老毛病了，睡得不踏实，经常困得要命，躺下去就清醒了。还老是头晕头痛，肩膀酸疼，去做推拿总是被按得浑身疼痛。去医院开方子拿药，刚开始效果挺明显的，吃了药管个两三天，之后照样头晕头痛。

任姐刚来我们养生馆也是不大相信的，毕竟，这么多年的老毛病了，大医院都看不好，我们采用络脉通和中药竹罐给她进行调理。她睡眠不好，脾胃不和，气血亏虚，我们采取循序渐进的方式，先做左边，行气为先。做了三次左侧，她感觉头晕的症状好多了。接着我们又做右边，帮助血行通畅。又做了五次，现在任姐头不晕也不痛了，睡觉也踏实了。

有几次，我们做完调理后，任姐觉得特别累，特别乏，就在养生馆睡着了，一睡就是几个小时。她醒过来时特别不好意思，但又很激动，说很久没睡这么香甜了，醒来后觉得神清气爽，肩头的"重担"也卸下去了，感觉轻松许多。

络脉通是我多年潜心研究出来的技术，但是中药竹罐却是古人传下来的良方，只不过被我发扬光大而已。早在1800多年前，华佗就结合拔罐和刺血疗法的优点，发明了中药竹罐刺血疗法。传说华佗还曾用此疗法给曹操治疗过头痛病。

客户来到我们店里，我们会根据具体情况进行调理。虽然可能都是头痛，但因为身体状况不同，头痛成因不一样，我们都会采取不同的方法。不论络脉通还是竹罐疗法，或者其他方法，只要对客户有用的，我们都会竭尽所能。

4 血压停在了我的"半山腰"

    提起高血压人人色变，可是说到低血压却没几个人在意了。血压有一个正常值，超出了这个阈值，不论过高还是过低，都不好。打个比方来说，心脏和动脉就好比水龙头和胶喉，当扭细水龙头时，水压就会减低，水只会从胶喉滴出来。如果把水龙头扭大，水压就会加大，水就会射得远一些。如果我们某些动脉血管腔狭窄或血管痉挛，通过的血流量就会减少，这就是低血压了。

    低血压会影响脑血管的灌注压力，导致脑组织缺血，出现乏力、食欲不振、头痛头晕等不适症状，这在中医里属"眩晕"、"厥证"、"虚劳"等症。研究表明，伴有低血压者，其心肌梗死复发的危险性比正常血压和高血压的病人要大。因脑血管意外而死亡者中，近40%是由低血压引起的。因为血压低，心脏搏出量少时脑组织容易供血不足；因为血压低，血流缓慢，血液中的毒素容易沉淀下来，使得血液越来越黏稠，容易形成血栓。血栓形成后，会随血流到小动脉堵塞血管……以上这些情况都是相互影响的。总而言之，低血压容易出现脑供血不足的情况。

脑供血不足很容易出现头晕、头昏、健忘、失眠、嗜睡、精神不济、眼前发黑等症状。在40岁以上人群中，这些症状比较频发，所以很多人都不甚在意。但实际上，这是身体发出的警报，如果不加以重视任其恶化的话，很可能会导致老年痴呆症或者脑中风。

据统计，中老年人群中有2/3的人患有慢性脑供血不足，属中老年人的多发病。国内外医学家经大量研究还发现，在"老年痴呆症"和"脑梗死"的发病前期，都曾长期有慢性脑供血不足的存在。如果对慢性脑供血不足不及时进行治疗，那么还可能引起"老年痴呆症"和"脑梗死"。因此，慢性脑供血不足被称作是威胁中老年人健康的"隐形杀手"。而现在，很多年轻人身体过早衰老，步入老年化阶段，也会出现类似症状。

我们的经络是运行气血、联系脏腑和体表，及全身各部的通道，是人体功能的调控系统。如果元气充足，血行通畅，那自然就不会出现脑供血不足的倾向。从这个方面说，打通全身经络就可以有效解决脑供血不足的问题。

要知道我们人体是由经脉跟络脉组成的，而络脉是行于表的，经脉是行于里的，如果我们的络脉没打通，经脉的问题也就难找了，所以必须先调理我们的络脉。现代人由于工作的劳累，生活的压力，还有平时缺少锻炼，让我们的身体经常处在一个亚健康的的状态，比如经常不运动，压力大，就会造成我们所谓的亚健康症状。处于亚健康状态时，我们的自身感觉到难受，去医院通过各种仪器都检测不出来，这是不是就意味着没问题了？当然不是。长期这样下去，我们的身体就会从亚健康的状态一步步量变，最终发生质变，转化成疾病。

身体是我们自己的，得多加关爱。如果出现亚健康状态，就要尽早调理，尽早从亚健康恢复到健康。当然，调理重在自身，从饮食起居各方面入手，如果情况严重，不妨找相关领域的专家试试。

像我们这里的一位资深会员刘先生，起初身体极糟糕，什么头晕、乏力、失眠、多梦、记忆力减退的症状都占全了，每天强打起精神工作，但总是效率低下。他知道是最近工作太忙了，需要放松一下，来到我们养生馆，别的都不做，只要做推拿按摩。

经过我们特殊手法的按摩之后，他觉得四肢的沉滞都被一扫而空，特别开心。因为没时间锻炼，所以每周都会来养生馆按摩。有一次我们的技师跟他聊近期的身体状况时，他说偶尔会出现头晕、犯困、腰酸、失眠之类的症状。听完他说的症状，我们的健康管理专家特别为他推荐了适合的方案。做络脉通一段时间后，他觉得身体越来越舒服，以前不通畅的地方现在都畅快了，浑身有劲儿了，走路虎虎生风。之后我们又为他量身定做了进一步的调理方案，坚持做下来之后，他的症状没有再出现，整个气色也非常不错。现在，他身边朋友有个什么头疼脑热身体不适，他都会推荐来找我们咨询，跟他一样定期来做调理。用他的话说："我们要活就要活得健康！"

另一位客户周姐，也是我们养生馆的常客，主要是做"何氏易筋通6+1系统养生模式"的项目络脉通、经脉通和三焦通等。周姐的爱人张先生一开始以为她只是来休闲放松一下，也没太在意。后来亲眼看到周姐睡得越来越香，气色越来越好，妇科问题逐渐消失，整个人像脱胎换骨似的，有了天翻地覆的变化，这才跟着周姐来我们何氏做养生体验。

张先生首先体验的是经脉通头颈、肩背的左侧，他的枕骨穴严重淤堵，肩膀僵硬，头部双侧肝胆经因睡眠不足青筋暴起，平常很是难受。在操作的过程中，他明显地感觉到放松了很多，肩颈没有那么发沉、发紧了。

操作完之后坐起来，张先生就觉得做过的地方真的轻松了很多。这让他非常满意，立刻约定三天后再来做右侧的经脉通。之后在客人回访的时候，张先生说觉得睡眠改善了很多，头也没以前那么晕了。打这以后，哪怕有多重要的事情，只要是跟我们约好的时间，张先生一定会风雨无阻地出现在我们养生馆。用他的话说："什么事都比不上身体的事大。"

一段时间后，老朋友说张先生这段时间减肥有成效，看起来更年轻了。张先生称了一下，呵，居然瘦了七斤！这不是最激动的，之后去体检，医生还说他的脂肪肝也减轻了一些。

看，这就是养生调理的好处，不是一下子让你变成另一个

健康财富学

人，而是在潜移默化中实现身体的阴阳平衡，最终让你步入年轻健康的状态。

5　我的记忆力去了哪里？

我们经常听人说："唉，老了，记不住事了。"也的确看到过很多老人出现健忘或者老年性痴呆等症状，记不住人也记不住事。为什么说老年人普遍记忆力下降呢？还有些中老年人经常出现头晕失眠、记忆力减退的症状，整个人无精打采的，干什么都提不起兴致。可是到医院进行仪器检查，再查神经体征，都是挺正常的。到底毛病出在哪里呢？真的是身体机能在逐渐退化吗？但是，现在也有越来越多的年轻人提笔忘字、转眼忘事，这又作何解释呢？

从中医的角度来说，大脑是我们五脏六腑的神气汇聚之处。大脑通过神经系统来指挥包括五脏六腑在内的身体运行，而五脏六腑阴阳调和，经脉气血流畅通达，髓腑充实，大脑神经细胞活动充沛，我们才会聪慧敏捷，身轻体健，四肢灵活。

大脑是"髓之海"，肾藏"精"生髓，肾气足，人才会耳聪目明；肾气不足，就容易出现记忆力下降、思维迟钝、头晕头痛等状况。

肾虚也分为两种，一种是肾阴虚，一种是肾阳虚。对人体各个脏腑起滋补、润泽作用的，我们称为肾阴；对各个脏腑活动起温煦、推动作用的，我们称为肾阳。补肾应当根据不同情况，采取相应的方法。一般来说，肾阴虚的人会出现肺热、咽燥、腰膝酸软、头晕耳鸣、舌苔偏红等症状，从食疗的角度可选用海参、枸杞、甲鱼、银耳等进行滋补；肾阳虚的人体内就像捂着一块冰，四肢冰凉，穿再多衣服也觉得冷，经常出现精神萎靡、腰酸耳鸣、舌淡、体胖等症状，从食疗的角度可以选择羊肉、鹿茸等进行滋补。

肾虚的人一定要注意休息，肾是先天之本，无法再生，所以要好好保养，不能让它随意消耗，该睡的时候就多睡。当然，一味赖在床上也不行，睡多了伤气，身体也需要适量的运动，血液才能巡行通畅。适当的锻炼对我们身体来说是必不可少的，对我们的大脑也颇有益处。为什么有些经常健身的人，我们会觉得他们红光满面、中气十足呢？因为经常锻炼的人，肌肉中储存氧气的"肌红蛋白"较多，氧气采购站——肺的摄氧量也大。运动排汗，将体内的垃圾带出体外，同时，充足的氧气供应也能及时把劳动和用脑时的代谢产物——乳酸和二氧化碳排出体外。不仅如此，运动还能增加大脑的重量和皮质的

健康财富学

厚度，可以帮助发掘脑的智力。科学研究表明，运动时人精神高涨、心情舒张，刺激大脑释放出特殊的化学物质，对促进记忆力和智力发展都有极大作用。

武侠剧里，很多练武之人手里都会把玩两个厚实、铮亮的铁球，现在很多老年人也都爱把玩小核桃。这都是有科学依据的，因为"十指连心"，每一根手指都有经络连通到大脑和心脏。所以，经常运动手指可以锻炼大脑和心脏，预防老年痴呆，保持记忆力。

我们养生馆创立了臀疗和中药竹罐等疗法，能够帮助增强记忆力，补肾壮骨。但有些客户还是反映，每天在办公室都想自己活动活动手指，又不方便把玩核桃，该怎么办？

对此，我自创了一套手指操，在养生馆的很多客户身上进行实践，客户反映都很不错。不少原本失眠或睡眠质量差的客户，坚持做这套手指操后，睡眠质量明显改善；一些原本情绪烦躁、轻度抑郁的人，做了手指操后，人慢慢地变得开朗了起来。

为什么要做手指操呢？因为中医的经络学说认为，全身共有12条正经，其中有6条是从手指通向全身的，对全身气血的流通运行有着重要的影响。同时，中医认为，心主血脉、主神志，心在志为喜，说的是在正常的生理情况下，人的心气强健，气血运行通畅，其心脑血管疾病的发病率就会降低。

手与大脑神经的关系十分紧密，大脑皮层是神经系统的最高中枢，是身体一切活动的最高司令部，通过手部肌肉群的运动，可以开发大脑、延缓大脑衰老，多用手者会长寿。

这套手指操特别适合睡眠质量比较差、经常焦虑、有老年痴呆倾向、有心脑血管疾病，及周身关节酸痛尤其是上肢酸痛、麻木的人，比如电脑族。

做这套操不需要任何器械，也不需要场地，跟眼保健操一样，任何时候任何地方，只要有空的时候，花几分钟顺手做一下，活动活动手指，锻炼一下心脑，有益无害。也不用花太多时间，每天坚持一两次就够了。做的时候如果能宁心静立，闭目养神，效果就更好了。

手指操的基本动作如下。

第一式：旋腕——放松十指，十指互叉，以腕带手，顺时针转60下，再逆时针转60下。

第二式：按指——指尖相对，形如握球，轻按挤压，指根相触，反复做60下。

第三式：拔指——右手握拳，用力拔出左手大拇指。再食指、中指、无名指、小拇指，反复做12次。然后换手，同样反复12次。

第四式：拔宣经脉——左手食指和中指，夹住右手大拇指，用力拔出。再食指、中指、无名指、小拇指，反复做12次。然后换手，同样反复12次。

第五式：轮旋大拇指——双手微展，十指互叉，双手大拇指互为追随绕圈，先顺时针转60下，再逆时针转60下。

第六式：轮握四指——双手微展，四指握拳。先收拢小拇指，再无名指、中指、食指，呈扇形收拢。反复做60下，左右手同时做。

第七式：放松——双手微展，十指放松相对，形如握球，双掌轻压，反复做60下。

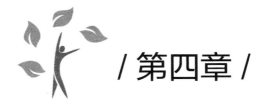

/ 第四章 /

隐形杀手不断地偷袭着我们

我们生活的这个世界有阳光，有鲜花，但也处处都有危险。我们不论身处何方，周围都会有很多隐形的杀手在侵蚀我们的身体，摧残我们的健康。为了防范于未然，我们应该在日常生活中特别注意自己的身体、及时养护，早预防早健康。

1 怎么"三高"又来了!

所谓"三高",其实指的是高血压、高血糖(糖尿病)和高血脂,是我们现代社会滋生的"富贵病"。它们之间既可以单独存在,也可能相互关联。譬如,糖尿病人很容易同时患上高血压或高血脂症,而高血脂又是动脉硬化形成和发展的主要因素,动脉硬化患者血管弹性差加剧血压升高。也就是说,这三种病症是拉帮结伙的,出现了其中一种,你就得提防另外两样。

首先来说一下高血压。西医认为,高血压是一种临床常见的体循环动脉血压升高为主的综合症。根据WHO/ISH建议的血压判定标准,高血压的定义为:在未使用抗高血压药物的情况下,收缩压≥140mmHg和舒张压≤90mmHg,既往有高血压史。而在中医看来,根据其临床的特点,主要将其归属为眩晕、头痛、中风等范畴。例如,在《素问》中层提到"诸风掉眩,皆属于肝",强调的就是眩晕、肢体震颤等是与风有关的,病变涉及在肝。唐代"药王"孙思邈在《千金要方》首先提出了热可导致眩晕的观点，在《千金翼方》中又说道："厥头痛，肝火厥逆，上攻头脑也。"明确指出了火热邪气可循肝经上扰清空，造成眩晕、头痛。汉代张仲景则用小半夏加茯苓汤来治疗眩晕，第一次明确了痰饮与高血压的关系，开创了治痰的先河。后来的《诸病源候论·膈痰风厥头痛候》中也提到"膈痰者，谓痰水在于胸膈之上，又犯大寒，使阳气不行，令痰水结聚不散，而阴气逆上，上与风痰相结，上冲于头，即令头痛。若手足寒冷至节即死。"除此之外，虚症也是引起高血压的一种原因。例如，在《灵枢·海论》中提到："脑为髓之海，其腧上在于其盖，下在风府……髓海有余，则轻劲多力，自过其度；髓海不足，则脑转耳鸣，胫酸眩冒，目无所见，懈怠安卧。"而在《灵枢·九宫八风》中又说："其有三虚而偏中于邪风，则为击仆偏枯矣。"主要指出，肾精不足、髓海不充实是高血压发病的重要原因之一。

有一位王姐，今年52岁，近几个月来感到颈椎、后背经常酸痛，而且肌肉僵硬，长期处于失眠、头晕的状态。多方求医未果，恰巧身边有几个朋友都向她推荐何氏养生馆，王姐抱着犹疑的态度来到我们店里咨询。

根据王姐的症状，在经过检测后，我们最终向她推荐了何氏络脉通项目，因为我们人体是由经络组成，络脉行于表，经脉行于里。络脉之络主要是运行血液，供给全身营养的。确定方案后，我们的国医大师胡维勤教授，先用其秘方药草油对其进行开穴，然后使用我们何氏祖传的络脉通技术进行操作。操作完成后，王姐感到非常舒服，说起她的腿也很难受，又主动要求对其腿部也进行同样的操作。所有的操作完成以后，王姐感到从未有过的轻松，而且在特别放松的状态下，在店里有了一个超过一小时的深度睡眠。

对于此次治疗的效果，王姐非常满意，因为她感受到了从未有过的舒畅，为此也非常感谢我们的工作人员。归根结底，络脉通可以使筋骨、气血、经络达到三通的效果，使人体气血畅通、阴阳平衡，从而缓解头晕、失眠的症状，而且还有安神静气、提高免疫力、解除亚健康等作用。

再来说一下高血糖，它是指血糖值高过规定的水平的一种症状，最常见的高血糖症是糖尿病。糖尿病是一种慢性、终生性疾病，是一种严重危害人体健康的常见病，由于胰岛素相对或绝对不足，使体内碳水化合物、脂肪、蛋白质等营养素代谢异常，临床表现为蛋白尿、水肿、高血压及肾功能损害等。根据其临床表现，终于把它归于水肿、肾消、消渴、眩晕、虚劳等病的范畴。《素问·奇病论》指出："此人必数食甘美而多肥也，肥者令人内热，甘者令人中满。"主要是说消渴是发病的主因。《证治要诀》中提到"下消消肾，肾衰不能摄水，故小便虽多而不渴"，指出了肾消的病位在于肾，是肾衰引起的。糖尿病肾病是糖尿病日久而产生的微血管并发症，病程长，完全符合中医"久病入络"的病机观点。所以，提高治病疗效就要从络脉入手。

63岁的王女士是家族遗传糖尿病，在40多岁的时候发现糖尿病开始有些严重了，血糖持续升高，而且还伴有蛋白尿，整个人的状态非常差，每天昏昏沉沉的，全身乏力，只想睡觉。后来在亲友那里了解到了何氏养生络脉通，反馈都不错，于是决定亲自体验一次。第一次体验过后，她感到整个人都轻松了，精神状态明显好了许多。十天下来，她的精气神越来越好，白天也不爱睡懒觉了。四个月过后，她去医院做体检，惊奇地发现尿蛋白都控制在安全范围之内。为此，她还专门来到店里表示了感谢，并由衷地说是何氏养生让她找到了健康的自信。

最后，我们说一下高血脂到底是怎么回事。血脂是血浆或血清中脂类的总成，主要有胆固醇、甘油三酯、磷脂、游离脂肪酸等。血液中的脂类含量超过正常浓度成为高脂血症，现代医学称之为血脂异常。脂质不溶或微溶于水，必须与蛋白质结合以脂蛋白形式存在，因此，高脂血症常为高脂蛋白血症，表现为高胆固醇血症、高甘油三酯血症或两者兼有，临床上分为两类：一是原发性，罕见，属遗传性脂代谢紊乱疾病；二是继发性，常见于控制不良糖尿病、饮酒、甲状腺功能减退症、肾病综合征、肾透析、肾移植、胆道阻塞、口服避孕药等。如果血脂过多，容易造成"血稠"，在血管壁上沉积，逐渐形成动脉粥样硬化，逐渐堵塞血管，使血流变慢，严重时血流中断。这种情况如果发生在心脏，就会引起冠心病；发生在脑部会出现脑中风；如果堵塞眼底血管，将导致视力下降、失明；如果发生在肾脏，就会引起肾动脉硬化，肾功能衰竭；发生在下肢，会出现肢体坏死、溃烂等。此外，高血脂可引发高血压，诱发胆结石、胰腺炎，加重肝炎、老年痴呆等疾病。

一般高血脂患者血液过于浓稠，流速过缓，病人身体存在极大的隐患。像上次一位周老先生，就是典型的"三高"患者，身体不好，脾气还暴躁，稍不注意，一股火腾地就上来了。他家人特担心他会爆血管，介绍到我们养生馆的时候，还再三嘱咐。我们本来想给老爷子做络脉通，老爷子不乐意，嚷嚷着说头晕。我一看，那还是赶紧拔罐吧。我们用中药竹罐给老爷子身上放了几次血，拔出来的血都是黑乎乎的，一团一团，淤泥一样。

放血之后，老爷子自己觉得轻松了很多，也不怎么发脾气了。走的时候，我再三叮嘱，一定要戒掉烟酒，少熬夜多运动，多吃清淡流食。

之后老爷子又来我们养生馆，我们没有再给他放血，而是做了三焦通。我们何氏三焦通项目包括下焦内分泌、下焦排毒、中焦运化和上焦清净，其中下焦内分泌具有通行元气、水谷和水液的功能；功能的发挥是以一定的形质为基础，也就是以脏腑和其他组织器官为基础。

《黄帝内经·灵枢》中说人体内有脂、膏和肉三种。张景岳的《类经》中也曾提到："精液和合为膏，以填补于骨空之中，则为脑为髓，为精为血，故上至巅顶，得以充实，下流阴股，得以交通也。"张志聪的《灵枢集注》中提到："中焦之气，蒸津液化其精微；溢于外则皮肉膏肥，余于内则膏肓丰满。"由此可见，中医说的膏脂就是现代医学所说的血脂，同时也说明膏脂就是人体生理的组成成分之一，属津液的范畴，并且可以与津液的其他成分相互转化。

我们用三焦通，疏通老爷子的脏腑和其他器官，将多余的血脂转化成身体所需的津液，从根本上解决高血脂的问题，这就是传统中医在现实生活中的运用。现在老有人抨击传统中医，总觉得中医的阴阳气血说法太玄妙，认为"三高"患者必须终生服药，无法可解。我不否认药物对患者的辅助作用，但如果我们真正了解了中医，我们会更善待自己，会从根本上拥有健康的生活，而不是沦为药物的奴仆。

2 看来只能低着头做人了

上个世纪，美国代表团访华的时候，有个美国记者居心叵测地说："中国人都是低着头走路，而我们美国人总是昂着头走路。"此言一出，举座皆惊，但我们周总理却不慌不忙地笑答：

"那是因为我们中国人喜欢走上坡路。"不过，我现在举目四望，发现几乎全世界的人，尤其是年轻人，都爱低着头走路了。为什么？一边走路一边看手机嘛。

很多人上学时就喜欢驼着背看书，老师教导多次无果，进入社会后，天天弓着背看电脑、看手机。等到有一天想抬头望天的时候，才发现脖颈疼得要命，根本抬不起头来。

张女士是我们店的一位老客户，而且还在不久前办理了会员。她平时只是做一些皮肤方面的护理，然而有一天，我们的健康管理师发现张女士的颈椎好像前后活动不方便了，经过询问，得知张女士的颈椎疼痛已经有一段时间了，现在甚至严重到胳膊也时不时地产生一阵阵的麻木感。后来，我们的技术总监针对张女士的实际情况，特别为她设计了一套调理方案，具体实施的项目为何氏经脉通。通过一系列拍、按、揉等手法，张女士的颈椎开始由疼痛转变为酸痛，继而酸痛的感觉也慢慢减小，浑身舒畅了许多，胳膊也不再麻木了，而且，僵硬的脖子也灵活了许多。后来，张女士按照专家设计的时间和方案准时做了一个多疗程，现在颈椎基本感觉不出疼痛了，胳膊也没有出现过酸麻胀痛的感觉。

无独有偶，徐女士18岁的女儿由于长期不注意坐姿，加上晚上经常熬夜玩手机电脑，最后导致脊柱右侧弯曲特别严重。由于长期以来良好的口碑，而且，徐女士也是我们的会员，所以她就带着女儿一起来到店里，希望我们能为她的女儿制定一个私人方案。鉴于小女孩儿长期在国外读书，即便是调理也只能利用放假的这段时间，于是就为她制定了6＋1系统养生模式的特色养生项目，其中的"1"即360°人体机能调理。调理主要分为两个步骤，第一就是先进行药敷，通过药物来打开毛孔，使药物能够直达脏腑。第二个步骤就是用宫廷何氏的特色养生技术，配合国医胡维勤教授研制的红墙秘方中草药油进行操作，这个步骤需要气力结合，更要把握好一个度。由于有了前一个步骤的充分准备，所以在第二个步骤的时候，小女孩儿并没有感觉那么疼，通过操作调理，肌肉开始慢慢柔软起来，当然，小女孩儿也非常配合。第一次调理完成以后，小女孩儿的症状明显有了起色。一个疗程下来，脊柱侧弯的情况已经好了八九分了，徐女士对此也非常高兴，因为之前在医院也做过调理，但是始终没有起色，没想到在这里才一个疗程就好得差不多了。

以上两个病例，其实都是由于平时不良的生活习惯而导致的颈椎病。那么，颈椎病究竟是什么样的病症呢？颈椎病又称为颈椎综合征，是颈椎骨关节炎、增生性颈椎炎、颈神经根综合征、颈椎间盘脱出症的总称，指的是颈椎间盘退行性变、颈椎肥厚增生，以及颈部损伤等引起颈椎骨质增生，或椎间盘脱出、韧带增厚，刺激或压迫颈脊髓、颈部神经、血管而产生一系列症状的临床综合征。主要表现为颈肩痛、头晕头痛、上肢麻木、肌肉萎缩，严重者双下肢痉挛、行走困难，甚至四肢麻痹、大小便障碍，出现瘫痪。主要由于颈椎长期劳损、骨质增生，或椎间盘脱出，韧带增厚，致使颈椎脊髓、神经根或椎动脉受压而出现的一系列功能障碍的临床综合征。如不及时治疗，就有可能发展为一系列病理的改变，如椎节失稳、松动，髓核突出或脱出，骨刺形成，韧带肥厚和继发的椎管狭窄等，刺激或压迫了邻近的神经根、脊髓、椎动脉及颈部交感神经等组织，并引起各种各样症状和体征的综合征。

那么，哪些人群易患颈椎病呢？例如，长时间低头看书，经常坐办公室的人员，由于长期保持头颈部处于单一的姿势位置，导致局部过度活动，损伤局部椎间盘、韧带等，就很容易患颈椎病。当然，如果头颈部有外伤的人，也是非常容易得颈椎病的。头颈部外伤并不直接引起颈椎病，但却往往是颈椎病产生症状的加重因素。一些病人因颈椎骨质增生、颈椎间盘膨出、椎管内软组织病变等造成颈椎管处于狭窄临界状态中，外加颈部外伤，常诱发症状的产生，甚至发生瘫痪。颈椎结构的发育不良，即颈椎中央椎管、神经根管狭小，也是患颈椎病的一个重要原因，这种情况的发病率比正常人要高出一倍之多。除此之外，我们平时的不良姿势也是发病的一个重要原因，例如，躺在床上看电视、玩手机、看书等。

很多时候，颈椎病是在我们不知不觉的时候产生的，所以，对于颈椎病的发病症状一定不能忽视。那么，哪些症状是我们需要注意的呢？

首先，当颈肩酸痛并放射至头枕部和上肢的时候，我们就要开始注意自己的颈椎了，因为这是颈椎病的先兆，如果不及时防御的话，就会出现一侧肩背部的沉重感，上肢无力，手指发麻，肢体皮肤感觉减退，手握物无力，有时不自觉地握物落地的情况。再严重一些，下肢无力，行走不稳，两脚麻木，行走时如踏棉花的感觉，甚至出现大、小便失控，性功能障碍，甚至四肢瘫痪。当颈椎病累及交感神经时，就有可能会出现头晕、头痛、视力模糊、两眼发胀发干、两眼张不开、耳鸣、耳堵、平衡失调、心动过速、心慌、胸部紧束感，有的甚至出现胃肠胀气等症状，也有吞咽困难、发音困难等症状。

例如50多岁的刘先生，由于工作的需要，长期伏案工作，颈椎因此特别不舒服，肌肉松弛，身体极度疲劳。出现这种不好的情况，究其原因，还是自己的生活习惯，以及当病症初起时并没有特别关注而导致的。来到店里，我们看到的是一位身体疲劳消瘦的刘先生。于是，我们给刘先生设计的养生方案是何氏养生360°人体机能调理。敷药的过程中，刘先生的后背出现了好多小水珠，这是中草药把毛孔打开后，将身体内沉积多年的寒湿逼了出来，就是中医上讲的寒邪与湿邪，当时刘先生就感到特别轻松，还表示平时他就特别怕冷。随后，我们用开穴刷为其进行了开穴疗法，在这个过程中还发现在大椎上面有一个像钉子一样的结节。刘先生说就是那里非常难受，现在正好帮他调理一下。这项工作做完以后，我们又用竹罐拔出来泡沫和黑色的大果冻一样的东西。一系列治疗做完以后，刘先生浑身上下感到非常轻松，后来又坚持了一个月，现在精神状态已经明显好多了，肌肉也紧实了许多。

颈椎病发病征兆其实有很多，如果能够引起我们足够的重视，防范于未然，才不会耽误我们的工作和生活。相反，如果一拖再拖，致使疾病越来越严重，再加上久治不愈，不但会对工作和生活产生不好的影响，而且还会由此引起心理伤害，产生失眠、烦躁、发怒、焦虑、忧郁等症状。

3　让我真的心好痛

我们常说心痛难忍、心如刀绞，一般都是形容自己极度痛苦，不是实指。但为什么要用心脏来形容，而不是用别的器官呢？很简单，因为心脏足够重要。

心脏是人和脊椎动物的器官之一，是循环系统中的动力。它好比是一个泵，维持血液循环的正常运行，使细胞维持正常的代谢和功能，保证机体的运转。

随着工作和生活的节奏加快，人们的压力日渐增大，经常加

健康财富学

班、应酬，如果再有不良情绪的因素，就会致使我们的心脏承受不住那么大的压力而产生病变，即我们常说的心脏病。它是心脏疾病的总称，包括风湿性心脏病、先天性心脏病、高血压性心脏病、冠心病、心肌炎等各种心脏病。

郝女士是一名中学教师，也是我们的会员。在一次做面部护理时，她提到最近感到嗓子疼痛难忍，胸闷并伴有头晕的症状。针对她的这一症状，我们给她推荐了何氏养生三焦通之上焦清净。何氏养生上焦清净套盒，专门针对春天的生发特性、心肺火气大、心慌、胸闷、咳、痒、痰等症状，对人体心肺区进行疏通，去心肺火，畅通上呼吸道。调理工作完成后，郝女士表示已经舒服多了。第二天回访时，郝女士说效果真的不错，首先嗓子已经好多了，而且也不胸闷了，晚上睡了一个好觉，并表示希望能够再继续做几次，以巩固来之不易的疗效。

上述的病例中，郝女士其实是由于季节的原因产生的心肺功能障碍。不要小看这种病症，如果不能及时发现和治疗，就会严重影响我们的工作和生活。那我们如何才能辨别是否患有心脏病呢？如果出现下列症状，最好还是多注意。

心火过盛。在中医看来，舌头与心脏的关系最为密切，心火过盛的时候，舌头上往往会生溃疡。另一方面，额头也是心脏管辖的一个属地，心火过盛就会形成火毒，如此一来，额头就会首当其冲地成为其发病地点，长出很多痘痘。

耳鸣。心脏病人，特别是高血压心脏病、冠心病、动脉硬化等病人，都可以不同程度地出现耳鸣，这是因为内耳的微细血管变化比较敏感，心血管动力学上出现异常尚未引起全身反应时，耳内可以得到先兆信息。

打鼾。众所周知，肥胖的人往往喜欢打鼾，当然，他们当中也不乏有高血压、高血脂、心脏病人。长期持续打鼾者患心脏病、中风的人数远比其他两类的多，比例高。研究表明，睡眠打鼾表示心脏仍处于工作状态，是心脏病的警报信号，应作为诊断心脏病的依据之一。因此，如果一个人长期持续打鼾，就要留心心血管方面的疾病。

肩痛。研究表明，许多心脏病患者常有肩痛的现象，特别是左肩、左手臂酸痛，而且是阵发性，无关气候。有资料表明，冠心病人肩痛者约占病人总数的65%左右，这与血液流动动力学及神经走向有关。所以，中老年人发生肩痛现象的时候，特别是左肩疼痛难当的时候，千万别大意，最好去做个心脏检查。

胸痛。《素问·脏气法时论》中提到："心病者，胸中痛，胁支满，胁下痛，膺背肩甲间痛，两臂内痛，虚则胸腹大，胁下与腰相引而痛。"由此可见，胸痛是心脏病患者的一种常见表现，这种现象在劳动或运动后表现尤为突出，而且多发于胸骨之后，并且能放射至左肩、左臂。疼痛时有一种胸部紧缩样感觉，持续2~3分钟，一般停止活动或舌下含硝酸甘油可终止。有些心脏神经官能症者也有胸痛，多数位于左前胸乳部或乳下，部位可经常变化，刺痛较短暂，隐痛可持续数小时或数天，与活动无关，心前区多有压痛点。当然，胸痛可能提示心脏病，但也可发生在呼吸系统疾病和胃肠道疾病。

呼吸困难。心脏病人产生胸闷、呼吸困难的现象多与肺郁血有关，所以，这种症状往往发生在夜间、躺卧的时候，而坐位的时候则能稍减缓和，是阵发性的。《金匮要略》中也曾提到，"平人无寒热，短气不足息者"，"胸痹不得卧"，"心中痞，留气结在胸，胸满，胁下逆抢心"，"胸中气塞"，"心痛彻背，背痛彻心"，等等。

水肿。因为心脏负荷过重致静脉回流受阻，远端血管充血发生水肿，也是心脏病人的常见症状。

当然，心脏疾病没有单一的特异症状，只是某些症状能提示心脏病存在的可能性，但当几种症状同时出现时，常能得出几乎肯定的诊断。医生首先通过病史和查体进行诊断，然后通过实验室检查来确诊、评估疾病的严重程度，以及帮助拟定治疗计划。然而，有时严重的心脏病患者，甚至在疾病晚期也可能没有症状。

当然，心脏的问题，除了我们熟知的心脏病，还有冠心病。冠心病，即冠状动脉粥样硬化性心脏病，指由于脂质代谢不正常，血液中的脂质沉积在原本光滑的动脉内膜上，在动脉内膜一些类似粥样的脂类物质堆积而成白色斑块，称为动脉粥样硬化病变。这些斑块渐渐增多造成动脉腔狭窄，使血流受阻，导致心脏缺血，产生心绞痛。很多冠心病患者事先没有明显征兆，一旦发病，容易出现心肌梗死、心力衰竭等现象，严重者可能当场猝死。

55岁的王先生在朋友的介绍下，终于抱着试试看的心态来到了店里，经过了解，得知王先生近来胸痛难忍，夜晚还经常性地呼吸困难，好不容易睡着以后还鼾声雷动。了解情况后，我们向他推荐了何氏九窝祛邪养生。人体九窝主要指的是两个肘窝、两个腋窝、两个腘窝、两个髀窝和一个心窝。现代医学证明，这九个窝是人体神经、血管、淋巴结聚集的地方，与人体的免疫系统、循环系统、神经系统、呼吸及消化系统有密切的关系，是杀灭肿瘤细胞、癌细胞、细菌、病毒、寄生虫的第一站，也是过滤脂肪颗粒的第一站。《灵枢》中说："肺心有邪，其气留于两肘；肝有邪，其气留于两腋；脾有邪，其气留于两髀；肾有邪，其气留于两腘。"张介宾《类经》注说："凡病邪久留不移者，必于四肢八溪之间有所结聚，故当于节之会处，索而刺之。"肘窝长期病邪不去易发生心律失常、心慌、失眠、胸闷、气喘、上感、支气管炎、呼吸困难、长叹气、慢性咽炎、肺癌、乳腺癌、淋巴癌、脑癌、心肌炎、肺炎、支原体肺炎等症。经过调理治疗后，王先生的症状明显好了许多，晚上入睡也不那么困难了，最主要的是胸痛的症状已经消失不见了。

王先生之所以会有胸痛的现象，就像前面我们提到的那样，这是心脏病发病的前兆，所以，一定不能忽视我们身体上的一些小毛病，应该本着早发现、早治疗的原则，把病痛扼杀在摇篮里。

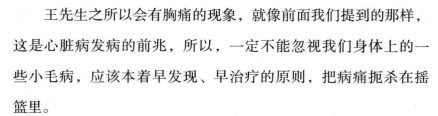

健康财富学

4 难以忍受，满头大汗

　　胃痛是临床上常见的一个症状，指的是由于脾胃受损、气血不调引起胃痛难耐胃脘部疼痛的病证，又称胃脘痛，多见急慢性胃炎、胃十二指肠溃疡、胃神经官能症。也见于胃黏膜脱垂、胃下垂、胰腺炎、胆囊炎及胆石症等病。历代文献典籍中所称的"心痛"、"心下痛"，多指胃痛。如《素问·六元正纪大论》中提到的"民病胃脘当心而痛"，以及《医学正传》中所说的"古方九种心痛……详其所由，皆在胃脘，而实不在于心。"

　　中医认为，胃痛发生的常见原因有寒邪客胃、饮食伤胃、肝气犯胃和脾胃弱等。胃主受纳腐熟水谷，若寒邪客于胃中，寒凝不散，阻滞气机，可致胃气不和而疼痛。或因饮食不节、饥饱无度，或过食肥甘、食滞不化、气机受阻、胃失和降引起胃痛。肝对脾胃有疏泄作用，如因恼怒抑郁，气郁伤肝，肝失条达，横逆犯胃，亦可发生胃痛。若劳倦内伤，久病脾胃虚弱，或禀赋不足，中阳亏虚，胃失温养，内寒滋生，中焦虚寒而痛。亦有气郁日久，瘀血内结，气滞血瘀，阻碍中焦气机，而致胃痛发作。总之，胃痛发生的病机分为虚实两端，实证为气机阻滞，不通则痛；虚证为胃腑失于温煦或濡养，失养则痛。清代叶天士的《临证指南医案·胃脘痛》，对于本病的治疗就有许多独到之处，例如书中提到"夫通则不痛，通字须究气血阴阳，便是看诊要旨矣"，"胃痛久而屡发必有凝痰聚瘀"，并且提出了"久痛入络"的观点，正如其门人邵新甫在按语中所总结的那样："习俗辛温香燥之治，断不容一例而漫施，……初病在经，久痛入络，以经主气，络主血，则辛香理气，辛柔和血之法，实为对待必然之理。"

顾客王先生在做其他项目的时候，表示最近胃部很不舒服。经过交谈了解到王先生由于工作的原因，经常加班，而且三餐很不规律，有时候吃得非常少，非常简单，但是有时候又是吃得很好又非常多，尤其是应酬的时候，不仅很晚才能休息，更重要的是每次都会喝很多酒。针对他的这种生活常态和身体状况，我们向他推荐了360°人体机能调理项目。第一阶段是药敷，用以打开毛孔，使药物能够充分在其体内产生作用；第二阶段是开穴，这个在前面的内容里我们也已经提到过；第三阶段是泥灸。很多人都知道针灸，但是泥灸却知之甚少。其实泥灸是一种在人体特定部位通过用泥药热灼和熨烫刺激，以达到治病防病的治疗方法，其涵义是热灼和熨烫。泥灸具有很强的柔韧性，可随意贴敷身体的任何部位，疗效好，见效快，具有活血、抗炎、祛风除湿的多重功效，能使局部皮肤充血，毛细血管扩张，增强局部的血液循环与淋巴循环，缓解和消除平滑肌痉挛，使局部的皮肤组织代谢能力加强，促进炎症、瘢痕、浮肿、粘连、渗出物、血肿等病理产物消散吸收。同时，又能使汗腺分泌增加，有利于代谢产物的排泄；还可引起大脑皮质抑制的扩散，降低神经系统的兴奋性，发挥镇静、镇痛作用；其温热作用还能促进药物的吸收，标本兼治。最后，在特定的区域，如左侧颈椎本部区、男科密码区、乳腺、肺区投影区、脾胃、胰脏投影区、腰椎本部区、四条膀胱经、肝胆经、肺经、大肠经、三焦经、心包经、心经、小肠经等区域进行特殊的手法治疗。通过一系列的调理，王先生胃痛的毛病终于好了许多，而且腿脚也不再冰凉了，整个人的精神状态非常好，甚至连同事和朋友都说他变得年轻了。这种以外的效果是可以预知的，因为胃好了，身体就好了，自然精神状态就好起来了。

肠胃不适一直困扰着大众，但是却并不能够引起足够的重视，有的人甚至简单地吃些止痛或助消化的药就草草了事了，殊不知，这是治标不治本的做法。虽然胃痛暂时止住了，但是却为后期的发作埋下了隐患。所以，在日常生活中，要本着三分治七分养的原则来杜绝胃痛的发生。当然，如果再辅以特殊手法的按摩或穴位刺激，效果就更好了。

何为络脉？首先，经络在中医上指的是人体内气血运行通路的主干和分支，包括经脉和络脉两部分，其中纵行的干线称为经脉，由经脉分出网络全身各个部位的分支称为络脉。《灵枢·经脉》对此有比较具体的表述："经脉十二者，伏行分肉之间，深而不见；其常见者，足太阴过于内踝之上，无所隐故也。诸脉之浮而常见者，皆络脉也。"经络的主要内容有十二经脉、十二经别、奇经八脉、十五络脉、十二经筋、十二皮部等。其中属于经脉方面的，以十二经脉为主，属于络脉方面的，以十五络脉为主。它们纵横交贯，遍布全身，将人体内外、脏腑、肢节联结成为一个有机的整体。络脉行于表，经脉行于里，人体的疾病是由表及里的，要想无病防病，第一道防线要牢固，所以，疏通络脉是极为重要的。

5　我的腰不再属于我

古人对腰极为看重，因为"腰为肾之府"，腰出现问题，那多半就是肾脏出现问题了。而肾脏对身体的重要意义，大家都很清楚。《备急千金要方》卷五十九《腰痛第七》对腰痛有非常全面的总结："凡腰痛有五：一曰少阴，少阴肾也。十月万物阳气皆衰，是以腰痛。二曰风脾，风寒着腰，是以腰痛。三曰肾虚，役用伤肾，是以腰痛。四曰瞥腰，坠堕伤腰，是以腰痛。五曰取寒眠地，为地气所伤，是以腰痛。痛下止，引牵腰脊，皆痛。"

而在现代社会，腰痛患者日益增多，并且，腰痛与颈椎痛、关节痛等紧密相连。

张先生是一位优秀的企业家，由于长期伏案工作，保持一个姿势，而且每天都用脑过度，平时又没有时间运动，久而久之，头部、颈椎和腰部疼痛加重。刚开始的时候，他还能贴一些膏药来缓解疼痛，但是每天都贴着膏药引起皮肤过敏，后来去医院进行了全面的检查，结果医生说只是肩部受寒引起的疼痛而已，只要多注意保暖就没事了，但是症状并没有因此消除。后来，在朋友和家人的劝说下，他抱着试试看的态度来到了我们的店里。根据张先生的描述，我们向他推荐了正肌术，操作时主要针对肝胆反射区、腰部以及补气的操作技术。第一次做完以后，肩颈和腰部的疼痛明显减轻了，在调理过程中，他还睡了半个小时左右，起来之后精神好了很多，回家后也不用贴膏药了。后来，张先生在店里坚持每周做一次正肌术，如此坚持了两个多月，肩颈和腰痛的毛病终于消失不见了。

现在医学认为，腰痛是以腰部一侧或两侧疼痛为主要症状的一种常见病证。其实，引起腰痛的原因很多，约有数十种，比较常见的有肾虚、腰部骨质增生、骨刺、椎间盘突出症、腰椎肥大、椎管狭窄、腰部骨折、椎管肿瘤、腰部急慢性外伤或劳损、腰肌劳损、强直性脊柱炎等。腰背部是人体用力最多的部位，为人体提供支持并保护脊柱，对于长期在办公室久坐而缺少运动的人，或是因为工作需要久站的人，长时间维持一个体位或姿势太久，就容易造成腰背部的疼痛，并引发腰骶部慢性骨筋膜间隔综合征，也有的是在重复性损伤后积累发病。很多慢性腰痛病与慢性骨筋膜间隔综合征有关，原因可能是骨筋膜间隔内压升高导致腰背筋膜下间隙消失，肌肉血流量下降，疏松脂肪组织变性。由于这种损害，造成了患者无论是多走、多坐还是多卧，都会腰疼，即长时间保持一种姿势容易产生腰疼。

引起腰痛的常见原因主要有以下几种：

腰肌劳损：长期从事站立操作的人，如纺织、印染、理发、售货等工作，由于需要持续站立，导致腰部肌腱、韧带伸展能力减弱，局部可积聚过多的乳酸，抑制了腰肌的正常代谢，从而引起腰痛。如果经常背负重物，腰部负担过重，则会引发脊椎侧弯而造成腰肌劳损，引发腰痛的症状。

内脏器官疾患：如肾炎、泌尿系感染、泌尿系结石、胆囊炎、胆囊结石、胰腺炎、胃及十二指肠球部溃疡、前列腺炎、子宫内膜炎、附件炎及盆腔炎等。肿瘤也可引起腰骶部疼疼，女性病人往往同时伴有相应的妇科症候。例如，由于女性的尿道短而直，且尿道外口靠近肛门，常有大肠杆菌寄生，加之女性生理方面的特点，再加上女性的生殖器官在一生中要行经四百次左右，

健康财富学

还负担着怀孕、分娩等使命，有的妇女还经历流产、节育手术等。所以，生殖器官炎症的发病率较高，如输卵管炎、盆腔炎等，这些都是引发女性腰痛的原因。

受凉、创伤罹患风湿、类风湿关节炎：由于受风、湿、寒的侵袭，而导致脊椎长骨刺而诱发腰痛。若腰部曾扭伤，可能会引起局部损伤、出血、水肿、粘连和肌肉痉挛等，也可能发展为椎间盘脱出，出现较重的腰痛，甚至影响脊椎的屈伸和转动。

腰椎病变：随着年龄的增长，腰椎神经的压迫症状也会随之增多，如类风湿性脊椎炎、骨质增生症、结核性脊椎炎、脊椎外伤及椎间盘脱出等。因退行性病变引起的假性脊椎柱滑脱是较常见的一种病变，容易引起腰椎管狭窄，压迫脊髓和神经根，导致腰痛和下肢放射痛，往往是因骨质疏松所致的椎体塌陷性骨折。

肾虚腰痛：现代医学认为，肾虚腰痛多数与肾上腺皮质激素水平的下降，特别是性激素分泌减退和蛋白质缺乏有关，类似代谢性骨病，即骨质疏松症。它是由于成骨细胞失去固有活力，使骨的基质不足而形成的一种代偿性疾病。骨质疏松的脊椎，常可出现双凹样畸形，即使遭受轻微外伤，也易造成压缩性骨折，但是骨质的组织学及化学成分均属正常。而中医认为，腰为肾之府，肾主骨、生髓，肾精亏损，则腰脊失养，致酸软无力，其痛绵绵，遇劳更甚，逸则减轻，喜按揉拒暴力，是慢性腰痛中的又一病症，多为先天禀赋不足，后天又劳累太过或久病体虚，或年老体衰，或房室不节，导致肾精亏损，无以滋养腰脊而发生疼痛。

腰痛由于病因的不同，往往是与其他病状同时发生的，这就为病因的判断制造了不小的阻碍。例如，54岁的王先生，也是我们的一位会员，他每天都会失眠，如此只能靠着安眠药才能入睡，而且全身肌肉僵硬，肩颈和腰部疼痛难当。针对王先生的情况，我们向他推荐了何氏养生特色项目——络脉通，再配用胡维勤教授的秘方中草药油，对王先生展开了调理。在前期，王先生很是配合给他设计好的方案和操作时间，经过三次的调理，效果已经非常明显了。一段时间后，王先生对调理的效果非常满意，因为此次调理不仅缓解了肩颈和腰部的疼痛，更主要的是，在疼痛消失的同时，他的睡眠质量也得到了改善。

还有一位非常年轻的美女汪女士，今年33岁，但是她却总是说"老身体不行了，走路胯骨疼，坐着腰疼，没一个好地方。"通过沟通，得知汪女士才去医院做过体检，检查结果是腰椎间盘突出，虽是如此，医生还是不建议她做手术，提醒她找个专业的地方做一些护理即可。于是，汪女士便四处打探寻找养生馆。机缘巧合之下，她来到了我们店里，通过交谈才知道，原来过去她就在何氏养生做过面部淋巴排毒。了解到汪女士的情况后，在专家组的建议下，我们为她设计了一套养生调理方案：第一阶段先做何氏养生360°人体机能调理，因为这个项目调理快，见效快。由于这个阶段是需要六个步骤才能完成的，所以需要汪女士的积极配合，让她在家里也做一些调理。在双方努力的情况下，第五次的时候，也就是不到一个半月的时候，汪女士的症状已经基本消失了。于是，她就去医院又做了一个检查，并且在医生那里得到了确切的答案。于是，我们又开始了第二阶段的调理，即何氏易筋通6+1系统养生模式的项目经脉通，这个阶段主要是为了巩固第一阶段的效果。这样大概又过了一个月的时间，汪女士已经彻底痊愈了。

需要特别提示的是，由于引起腰痛的原因是多方面且比较复杂的，因此一旦出现持续且不明原因的腰痛时，为了我们的自身健康，千万不要掉以轻心，应该尽快到医院进行检查。如果需要进行调理的话，也一定要到专业的地方，切不可盲目地病急乱投医。

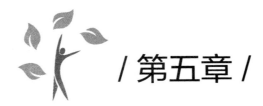

/第五章/

头脑不灵活了，四肢更不发达了

现代生活节奏快，工作压力与日俱增，熬夜、加班成为现在很多人日常生活的常态，他们的大脑长期处于一种疲劳状态。而很早以前，我国古代著名医学家孙思邈就曾在《备急千金方》写道："头者，身之元首，人神之所法，气血精明，三百六十五络，皆上归于头。"意思是说，大脑对于人类来说是身体最重要的器官，大脑的血液循环通畅，人的精神矍铄，身体也会更加健康。

1 我的胳膊好像加了钢筋

如果你经常感觉头晕、头痛，记忆力下降，入睡困难、失眠多梦，上肢经常有无力感，下肢沉重，走路抬不起腿，那么就很有可能出现了脑疲劳的症状。长期脑疲劳会让身体处于一种亚健康的状态。很多人靠一味透支身体换取物质的富足，却往往忽视了健康才是最宝贵的财富。

现在的上班族工作压力大，生活作息不规律，他们是脑疲劳的"主力军"。可以说，上肢无力酸痛是脑疲劳在上班族中最为多见的表现，这个原因是怎么造成的呢？用中医学来解释，就是脑疲劳导致的气滞血瘀、经络不通，而人体的经络密切地联系着我们周身的各种组织和器官，经脉是否畅通，直接关系到各器官的健康状况。《黄帝内经》是我国中医现存成书最早的一部医学典籍，它里面就很清楚地提到了："经脉者，所以决死生；处百病，调虚实，不可不通。"由此可见，经络畅通对于人体健康至关重要。

　　说到这里，我想起一位不久前来治疗的王先生。他的工作需要经常使用电脑，久而久之，得上了现代社会白领常见的职业病——鼠标手。王先生起初并没有把自己的这个病当回事，他的周围不少同事都有鼠标手，大家见得多了也就习以为常了。直到后来，他的病情越来越严重，患了鼠标手的右手在抓取重物、提重物时明显感觉困难，胳膊时常感到僵硬，使不上劲。他去了好几家医院治疗，都没有解决这一问题。据我所知，现在医院对于非器质性病变的"鼠标手"，往往建议患者贴膏药，而事实上，贴膏药的效果并不明显。久治未见好转的王先生，最后通过他朋友的介绍，来到了我们的养生馆。

　　我发现，王先生的上肢经常无力，感觉酸痛，已经不仅仅是鼠标手的问题了。他的工作非常忙碌，经常出差，休息不够，长期处于脑疲劳状态。因为当时他的手痛已经比较严重，所以我建议他先用我们的正肌术项目进行调理。这个项目非常重视"气"的平衡，需要把握身体中的"气"机，重视对"有形"的肌肉的治疗，进一步使"无形之气"在人体中得到充盈、通畅，无论在治疗的哪一阶段，对待哪一种病痛，都能收到良好的疗效。

　　那时，王先生的胳膊和手部堵塞的情况非常严重，我也将问题的严重性告诉了他。第一次调理之后，他明显感觉舒服了很多，胳膊没那么僵硬了。之后他坚持每周来一次，效果非常明显，症状一次比一次有所好转。做完一个疗程，他明显感觉手的

第五章　头脑不灵活了，四肢更不发达了

症状得到缓解。针对王先生的情况，后期我又为他制定了身体的养生方案，他不仅很配合我们的治疗，还开始注意休息，整个人的状态变得非常好。后来，他还把他的爱人带过来，请我帮她调理困扰多年的颈椎问题。现在，夫妻两人的身体都处于很健康的状态，这离不开他们对我的信任，当然也离不开正肌术对他们的帮助。

对于症状更为严重的患者，我们可以采用正肌术和中药竹罐疗法相结合的调理方法。正肌术重视"气"的作用，使"气"通畅，而中药竹罐疗法更重有形的"血"。气血有机结合，疗效往往更加显著。

刘先生是一名国企的管理层人员，每天坐在办公桌前处理繁杂的日常事务，很多时候都是维持同一个姿势。久而久之，他的右胳膊经常酸痛，不久前更是发展到不能灵活使用的程度，胳膊好像加了钢筋一样，日常生活更是受到了很大的影响。他听朋友介绍，我很善于调理这种情况，便找到了我。当他到我们这里的时候，我发现他的症状已经很严重，单一地选用正肌术调理见效较慢，于是我就考虑在正肌术的基础上，给他加入中药竹罐疗法。果然，给刘先生放松右手臂找到病痛部位的结节之后，我用正肌术将他肌肉深层这个导致病痛的结节打开，他的右肩周围很快出现一片淤黑。看到这种情况，我更加确信中药竹罐疗法对他患处将起到非常积极的作用。中医讲"瘀血不去，新血不生"，采用中药竹罐疗法，结合泄瘀的技术，短短几次调理之后，刘先生体内的瘀血顺利地排了出去。刘先生高兴地向我反馈，他活动不便的右胳膊明显得到了缓解，已经不影响工作和生活了。

"今日不养生，明日必养病"，我给大家说这句话并非是在危言耸听，只是想告诉大家要重视大脑及身体发出的信号，因为这可能是它们在向我们发出求救信号。要多关注自身的微小变化，在病非常轻微的时候及时发现进行调理，若等病症明显之后再医治，往往为时晚矣。

2　腿上真的被灌了铅

前段时间，我跟一群企业家进山徒步旅行，原定计划是在户外走一天，傍晚到山里的村落集合。刚下车的时候，一群人兴致勃勃，指点江山，边走边议论。不到一个小时，有说有笑的队伍就渐渐沉寂下来，很多人都垂头丧气耷拉着脑袋。有个企业家问我："何老师，您怎么走那么快，我们追都追不上。您停下来歇歇吧，我们都累瘫了，腿上跟灌了铅一样，再也走不动了。"我回头一看，果真，这帮企业家几乎个个都气喘吁吁，东倒西歪了。没办法，我们只能改变计划，中途折返。

那天回去我就感叹，这些企业家身体素质真的不行啊，才走了一个小时，就像是掉了半条命似的，这样的身体，怎么能承受高强度的工作呢？不光是他们，可能因为长期待在写字楼里，缺乏运动，作息又不规律，现代人的身体普遍不如古人。

所谓"人老先老腿，有病先病腰"，腿脚是判断一个人身体状况的明显标志。你看那些修炼内功的道长，很多都鹤发童颜、身轻如燕，八九十岁还能飞檐走壁。而生活在电脑前的现代人，普遍早衰得厉害，经常失眠多梦，手脚乏力，动一动就觉得腿像灌了铅的，怎么都迈不开步子，不过30岁的年纪，却有了60岁的身体。为什么会有这么大的差别？

说到底，还是元气，或者说肾气的问题。中医说"肾主骨生髓"，就是说，肾与骨骼的健康有着极为密切的关系。髓实质就是指骨髓，骨髓位于人体最深处，给脏腑和其他器官的运行提供根本的补养。道长们修炼内功，注重养元气，固本培元，肾气十足，所以精力充沛、身形矫捷，"静如处子，动如脱兔。"而都市里的很多人，经常待在电脑前，一坐就是好几个小时，且不说起来走动走动，连姿势都不变一下。要么熬夜加班，要么通宵狂欢，折腾完了之后就倒头睡下，一睡十几个小时不愿动弹。

《黄帝内经·素问》中提过"五劳七伤"，五劳就是"久视伤血，久卧伤气，久坐伤肉，久立伤骨，久行伤筋"，七伤是"大饱伤脾，大怒气逆伤肝，强力举重久坐湿地伤肾，形寒饮冷伤肺，形劳意损伤神，风雨寒暑伤形，恐惧不节伤志。"

仔细数数，我们犯了几条？有的人"五劳七伤"都占全了，哪怕是钢筋铁骨也经不起这样糟蹋啊。到头来，只落得虚劳亏空，一身的病痛，正常的工作和生活没法继续，还得到处求医问药。

小林就是这一类典型。她本来是一名广告公司的创意主管，标准的白领，薪水极高，当然压力也特大。有时候，她一周都想不出来令客户满意的创意，急得吃不下饭睡不着觉，成宿成宿地查资料，想点子，头发大把大把地往下掉，长期伏案，血肉俱伤，经常动怒，肝火上扬。

有一次，公司接到了一个大单，要求一周内交创意。小林带着团队挑灯夜战，奋斗了三天，怎么都没做出来满意的方案。眼看着截止日期就要到了，小林心急如焚，去洗手间的时候不小心摔了个大马趴。摔倒之后，一时没有爬起来，还是同事搀扶着一瘸一拐地回到座位。

回到座位上，小林的腰就锥心地疼，连带着腿也疼得直哆嗦。笔掉在地上，想弯腰捡起来，刚弓了一下，就疼得掉眼泪。

就这样，小林还是坚持熬了一周，直到交出客户满意的方案。神经高度紧绷的时候不觉得，刚一放松，她就觉得疼痛实在无法忍受。不能弯腰，不能平躺，也不能爬着，腿还不可以使劲，尤其是右腿，走路都成问题，怎么待着都不舒服，从床上下地还要翻个身，左腿着地了右腿才能着地。

之前她的腰腿也时常会疼一下，但是没这次严重，去了好几家医院，医生给开了很多药物，告诉她，没有别的办法，只能静养，可是疼得厉害，翻来覆去睡不着。所以，虽然在朋友的推荐下来我们养生馆，但她并没有抱多大希望。

我仔细询问了小林的情况，知道她这是长期劳作导致的肝肾亏虚，寒湿淤积在体内出不去，气血不足，身体才会这么难受。我给她做了360°人体机能调理项目，操作了药敷、开穴、开结、卸瘀、竹罐和补气等项目。做的过程中，她身上排出很多黑色的淤块，又腥又臭。她自己吓坏了，没想到体内淤堵得这么厉害。

一整套项目做完之后，她的腰就好多了，臀部以下和腿都不疼了，感觉轻松了很多，不像之前下床需要分好几个步骤，这次伸出腿就直接踩在地上了。她像个孩子一样，有点试探性地在养生馆里来回走了好几趟，就觉得身体有点酸胀，其他地方都挺好，于是她当场就定下来，要做完一个疗程。

第二天给小林做完，她说酸胀和疼的感觉都没有了，可以弯腰，能够平躺着，能够正常走路，腰腿都不再疼了，身体异常轻松。就这样连续做了一周，小林觉得身体通透了许多，腰和腿一点儿都不疼了。我再三叮嘱她，身体为上，调节心态，不要熬夜，注意保暖，哪怕天气再热，也少吹空调，少吃冷饮。

小林这腰腿疼不是一天两天累积的毛病，她长期熬夜，过度劳累，元气亏耗过多，所以容易摔倒，会腰腿疼。再加上办公室冷气太足，本身真元不足，寒气更易进入体内，气血瘀阻，寒凝血滞。为什么中医会说寒气是一切病症的根源？

因为寒气一旦进入体内就会沉积下来，很难祛除。若寒气停留在关节，就会产生疼痛，停留在脏腑就容易产生肿物，停留在经络就会使经络堵塞，气血也就运行不畅。很多人体温比别人低，椅子坐了半天还捂不暖，就是气血不畅、四肢不温所致。

像小林腰腿疼就是体内寒凝过重所致，正好那时是夏天，我借助夏天自身的热力，用中药竹罐泻血疗法来祛瘀生新。中药竹罐和其他的拔罐方法不同，它能产生特殊的围热效应。中药竹罐趁热拔在皮肤上后，罐口周围的皮肤的毛细血管在热力和药力的作用下迅速扩张，出现一圈儿红晕。如果罐分布得合适的话，这些红晕就连成线，或者连成片迅速扩张毛细血管。这些毛细血管的扩张十分有利于排出身体内的淤阻，所以用中药竹罐泻血很容易成功。

竹罐泻去患处淤阻，淤阻处必然会呈现出一个空虚的状态，新鲜血液有了正常的通道，这样新鲜血液就可以及时流转过来，滋养患处的筋肉，养筋才可壮骨。人是血肉之躯，就需要绵绵不断的热血来滋养。夏天用中药竹罐泻血去痛、去湿去寒、通经活络，正是抓住了治病的良机。

当然，每个人的身体情况不尽相同，腿疼有各种原因，不能一概而论。如果觉得情况不妙，应该立刻到医院检查诊断，以免贻误救治的时机。

3 难言之隐，让我坐立不安

常言说，十人九痔。看来痔疮的发生率是很高的，而且这个病长在很隐私的地方，不小心患上痔疮的人，大多会觉得羞愧而难以启齿，不肯去医院，结果耽误治疗，反而麻烦了。什么人容易得痔疮？大家普遍认为经常站立和久坐的人容易得痔疮，这样说也没有错。说得再具体一些，我们中医认为，大脑衰弱、肛门附近受凉、体弱的人更容易患上痔疮。

那痔疮到底要如何治疗呢？其实，如果你愿意花时间弄清楚痔疮发病的原理，对症下"药"，治疗痔疮并不是一件很难的事情。所谓痔疮，就是人体直肠末端黏膜下和肛管皮肤下静脉丛发生扩张和屈曲所形成的柔软静脉团。从我们中医上讲，多数成年人所产生的痔疮，是亚健康的一种表现。大脑比较疲劳时或者处于神经衰弱的状态下，屁股周围受凉后，由于热胀冷缩，冷风或者冷水导致这里的体液温度立刻下降，同时细胞之间的网线立即紧密起来，体液开始凝固或者凝结，发生堵塞，部分体液不能流动了，在这里聚集起来产生气滞。西医说有了炎症，所谓的炎症，开始是红肿，体积膨大，直肠内壁变薄。这种情况下，如果比较坚硬的大便通过，或者是便秘，由于摩擦力大，就很容易造成直肠内壁破裂。破裂之后，那个地方容易被污染，经常还有大粪通过，总是不容易痊愈，这个地方就一直溃疡或者产生增生组织，造成了恶化，最后变成了各种各样的痔疮。

据我所知，很多痔疮患者通过药物治疗也确实被治疗好了，但是总是不能除根，容易反复发作，我有个客户就是这样。

曾小姐是某公司市场部领导，我跟她认识超过一年了。曾小姐很相信西医，喜欢动刀子。她的痔疮已经动了四次手术了，每次都以为治好了，用不了多久，又发作了，这样反复几次，曾小姐也心灰意冷，谈"痔"色变了。她跟我说再也不想动手术了，只要痔疮没有严重地影响自己的生活和工作，她索性也就破罐子破摔，置之不理了。

对于痔疮患者来说，治好一次不是难事，难的是不再复发。治标的同时，还要坚持养生，坚持健体，多注意饮食，注意休息，在疲劳的时候不要让屁股着凉了，这样你想复发也难。当然，如果痔疮变形严重，比如增生组织太大了，我建议可以考虑手术治疗，同时结合中医调理。

曾小姐跟我说，她的工作常常一坐就是一整天，平时都是开车上下班，没有运动的习惯。我跟她接触之后，还发现她饮食辛辣，性格比较要强，脾气急躁。她的工作需要经常出差，一个月总有十天半个月在外面，加上她又有轻度的神经衰弱，在外面出差从来没有睡过一个好觉。久而久之，人就容易累，整个人的精神状态看上去非常差，特别是每次出差回来之后。

我跟她说她的病在大脑中，她之前通过手术治疗痔疮，属于"头痛医头，脚痛医脚"，是治标不治本。曾小姐想要彻底摆脱痔疮这个难言之隐，必须要标本兼治，单纯的手术治疗只能缓解一时，她这个痔疮反复本在大脑，标在肛门。我这么跟她解释，曾小姐起初还很不理解。其实这个理解起来不难，一个人如果大脑精神旺盛，即中医说的精气神旺盛，身体健壮，五脏六腑功能旺盛，抵抗能力强，痔疮又怎么会反复找上你呢？

庆幸的是，听完我这一番解释后，曾小姐抱着试试看的态度，接受了我给她做的治疗方案。

治疗的时候，她的痔疮刚刚复发，还不算严重，像这种还比较轻微的痔疮，或者便血，我建议她可以利用物理疗法。曾小姐肛门附近气滞比较集中，我给曾小姐用了一个疗程的中药竹罐疗法。先用银针刺破她气滞附近的皮肤，然后通过中药拔罐，把皮下的淤积吸出来，泄血去痛，几次治疗之后，曾小姐明显感觉好转。

我们人体的肺与大肠互为脏腑表里，过旺或过衰，较易患大肠、肺、脐、咳痰、肝、皮肤、痔疮和鼻气管等方面的疾病。肺与大肠是相表里的关系，肺阴虚易导致便秘，而便秘是曾小姐痔疮复发的诱因之一。治病治本，在我的建议下，她还坚持了一个疗程的360°机能调理去调养自己的身体。每次做完调理后，用她的话来说，她整个人都感觉到格外地神清气爽，一扫长期以来辛苦工作积攒的压力。除此之外，我还建议曾小姐通过食疗调养自己的身体，少吃辛辣燥热与助火的食物，像蜂蜜、核桃、乳品、百合、银耳、萝卜、秋梨等具有滋阴养肺、润燥生津功效的食物，应适当多吃些。

自从在我们养生馆调理以后，曾小姐非常注意饮食和休息，天气好的时候，还会坚持走路上下班，偶尔和朋友一起爬爬山、打打球。过了大半年再见到曾小姐的时候，她的面色红润，精神饱满，看上去非常好，更重要的是，她的痔疮再也没有复发。

痔疮不可怕，不丢人，只要我们正视痔疮，正确对待自己的身体，积极治疗，难言之隐就会离我们远去。现在的人把大部分时间和精力扑在了工作上，很少关注身体是否健康，这样是不好的。人只有在生病以后，才会知道拥有一个好身体的重要性，其实，何不在一开始就多花点心思，好好对待我们的身体呢?

4　体重已经超过了身高

减肥是最近一段时间听得最多的一个词了，特别是一些爱美人士，她们几乎天天把减肥挂在嘴边，吃很少的食物，尝试各种偏方，像不吃饭只吃苹果、酸奶这样的偏方还算正常，我甚至听说过有的人为了达到减肥效果、强迫自己生吞下几只又肥又大的蛔虫，把它们养在自己的身体里面吸收能量。这样极端的方法真的可以减肥吗？我没办法回答你，但是，过度节食或者养蛔虫的方式，我可以百分之百确定，这对我们的身体将会是一种巨大的伤害。

不是所有人的肥胖都是一种肥胖，所以想要减肥，首先要弄清楚自己是属于哪一种肥胖，选择对的方式并且坚持下去，才能帮助自己远离肥胖。中医目前把肥胖分为五种类型：一是胃热痰瘀型，他们肌肉结实，容易口渴，食量大，爱吃冰饮。大部分男性属于这种类型，这类相对比较容易减，有的人半年可减去10

公斤，而且复胖率不高。二是肝郁气滞型，这类肥胖的人心情烦躁，容易出现食欲旺盛、头痛、眼睛充血等症状。这类型肥胖的多数是女性，她们压力大，心情烦的时候喜欢暴饮暴食，常郁闷叹气，容易紧张，失眠多梦，甚至月经失调。三是脾虚湿阻型，这类肥胖者以产后居多，大多食欲一般，肌肉松软，容易疲倦无力、四肢浮肿、手脚无力，不喜欢运动，吃完饭浑身发软，嘴里发黏，尿不通，易坏肚子，早晨起来时眼睛浮肿。四是肝肾两虚型，这类肥胖的人通常超过50岁，少吃体重仍上升。肝主筋，肾主骨，肝肾功能衰退会出现骨质疏松或者关节酸痛，一些慢性疾病也容易找上身。五是血虚型，这类肥胖的人食欲正常，手脚细，身上胖，尤其是小腹饱满突出。

前一段时间，来我们养生馆里咨询减肥的金姐就属于肝郁气滞型。金姐30岁左右，从小身体就不好，我给她预诊的过程中发现她有脂肪肝。中医认为，肝系统是调节脂肪代谢的重要器官，情绪不稳定会影响肝的运作失衡，肝脏的脂肪代谢出现问题，吃进去的脂肪、糖类和蛋白质不能被有效地利用而转化为脂肪堆积起来，这样就形成了肥胖。肥胖不仅会影响体形，而且容易引发各种疾病。有的肥胖者求治心切，患了脂肪肝以后就拼命节食减肥，反而导致营养不良，加重了脂肪肝。如果放任不管，脂肪肝到后期可能演变成肝硬化，甚至肝癌。

金姐说她平日里很难控制自己的情绪，容易暴怒，情绪低落，加上自己的身体本来就比较弱，患中重度脂肪肝已经有好几年了。根据金姐的身体状况，我给她制定了几个方案，通过针灸太冲穴、太溪穴等负责调节情绪的肝经，帮助她的肝胆排毒，又给她做360°人体机能调理项目、淋巴宝典。两个月的时间不到，金姐的体重明显降了下去，体型也比以前匀称了许多。前几天金姐回来做360°人体机能调理项目时，特别高兴地和我们养生馆里的每一个人拥抱。她说，她去体检的时候，医生说她的脂肪肝已经没有了。现在的金姐，肥也减了，病也好了，整个人都年轻了，我打心眼里为她高兴。

血虚型肥胖是我们身边最为常见的一种肥胖。人体通过血液在身体各部位的循环，将必要的营养运送到内脏和其他组织，但是当血液不足的时候，这个过程就会发生紊乱，不但必要的营养无法运送到身体各部分，多余的物质还容易造成堆积，导致身体基本技能下降，代谢功能异常，最终导致肥胖。

衡姐是我们养生馆里的老客户了，她很爱美，经常来我们店里做美容。今年春节，衡姐回老家过年，大概有两个多月时间不见她来店里。等她再来美容时，我发现衡姐胖了很多。衡姐笑着打趣说："每逢佳节胖三斤，这过年在老家吃得太好了，可不就发胖了么！"衡姐表面上笑哈哈的，心里却十分着急。这段时间多长的肉不仅让她的体型走样了，更严重的是，前不久衡姐单位组织的体检结果出来了，她的血脂血压血糖高出常人数倍，医生诊断她患上了"三高症"，给她开了一大堆药回来。

是药三分毒，如今药物治疗花样翻新，药物用量越来越多，往往病没能治好，药物的毒副作用却严重损害了肝、肾、眼、心等重要脏器的功能，直接影响生活质量，这是大家都不愿意看到的结果。

衡姐老公也强烈反对她以后变成"药罐子"，于是问我做什么项目可以帮她解决问题。我针对她肚腩肥胖、血脂血压血糖高的情况，给她推荐了我们的360°人体机能调理项目，通过改善胃肠道环境来补气固肾，增强消化器官功能，将体内积聚的不必要物质燃烧并排出，帮助衡姐在不吃药不打针的前提下重塑身材，重拾健康。

衡姐非常信任地把她的身体交给了我们。操作之前，我们给衡姐拍摄了照片，一个疗程坚持下来，我们又给衡姐拍摄了一组照片，两组照片一对比，不难发现，衡姐的肚腩明显小了一圈，身材慢慢恢复到之前的水平。适量运动是防治肥胖的最佳途径，它可以减少脂肪的蓄积量，使致病性血脂降低。在我们的建议下，衡姐不但坚持疗程，同时非常注意自己的饮食，坚持每天散步，保持好心情。几个疗程下来，衡姐不仅减肥成功，血糖血脂血压也明显降了下来，整个人的精神状态看上去也比之前年轻了很多。

减肥和养生并不冲突，所有爱美的女人都渴望拥有苗条的身材，希望大家能根据自己的体质，选择既能达到减肥效果，又对身体百益而无一害的健康的减肥方法。

5　紊乱的新陈代谢

　　前段时间，几个喜欢养生的老朋友聚在一起，聊起了当今社会年轻人不好的生活习惯。这个话题也是老生常谈了，年轻人少病痛，多任性，不像稍微上了些年纪的人那样懂得爱惜自己的身体，他们仗着年轻有资本，便肆意挥霍，加班、熬夜、作息紊乱、饮食不规律比比皆是。长期以往，身体自然吃不消，等到有了毛病，再说"早知如今，当初就不该做某某"也多是无济于事了。

　　说到底，现代年轻人不好的生活习惯，最容易引发一种叫做"代谢综合征"的毛病。许多人在平时就暴饮暴食、消化不良、腹胀、腹泻或便秘，越来越缺乏运动，体重逐渐上升，久而久之很有可能转化为肥胖、高血压、高血脂、高血糖、脂肪肝、酒精肝或痛风等。而身体一旦出现两种以上提到的这些问题，就可以称之为"代谢综合征"。这些问题在暴饮暴食之后会变得更加突出和严重，它们可能进一步发展为糖尿病、心脏病、脑中风或肝硬化等致命的慢性病。在中医看来，代谢综合征的形成是由于饮食失节损伤脾胃，痰湿郁结、化热伤阴所致。

随着人们体重的普遍增加和运动的逐步减少，患"代谢综合征"的人数不断增加，而防治此病的有效办法就是注意合理饮食，坚持锻炼身体。

健康的饮食也是中医目前提倡的一种健康的生活方式，它不仅能帮助我们控制体重，更能帮助我们增强免疫力，提升体质，抵御病痛的侵蚀。给大家几个我的建议，希望能帮大家养成健康的饮食习惯。第一，尽可能地增加蔬菜、水果、薯类和粗粮等，减少糖和细粮等食品的摄入。第二，减少普通植物油和调味品，选择冷榨的粗制的橄榄油、山茶油、亚麻籽油以及天然粗盐。第三，避免暴饮暴食，尽量少食多餐，除了水果外，不吃或少吃零食。第四，最健康的饮料是水，要多喝水，少喝或不喝饮料。第五，懂得节制，每餐吃七成饱，晚上睡觉前4小时不吃或者少吃东西，早晨起床后1到2个小时以内不吃或少吃东西。第六，不抽烟少喝酒。

运动也是养生必不可少的。有80%的代谢综合征患者都是因为太忙碌而压抑自己的运动欲望，从而出现运动量极其缺乏所导致的。我建议上班的白领们，哪怕是坐在办公室里，想要运动也请立即行动，哪怕只是5分钟的抬抬胳膊踢踢腿。平日里少坐电梯多走楼梯，上下班路途不远的话，可以选择走路。周末放松不要总是吃饭唱歌，约上几个好友打一场羽毛球，徒步出去爬个山也未尝不可。通过多种多样的运动锻炼，可以达到促进身体内部的新陈代谢，"吐故纳新"，使各器官充满活力，从而延迟各器官衰老的效果，这就是常有人说"运动使人年轻"的原因之一了。

除了上面提到的饮食和运动之外，使人的气血、筋骨、络脉达到三通，也能提高人体的免疫力。我们的络脉通就能达到这样的效果。什么是络脉？很多人对经络很熟悉，却对络脉有所不知。其实，中医学里，经络是包括经脉和络脉两部分的，其中身体纵横交错的干线称为经脉，由经脉分出，网络全身各个部位的分支称为络脉，络脉无处不在。络脉行于表，经脉行于里。人体的疾病多是由表及里的，人体要想无病防病的第一道防线要牢固，就要疏通络脉，不仅可以抵抗外界致病因素的侵害，同时，还能帮助把进入到身体里面的问题找出来，进行解决。

最近有位进店咨询的李姐，身材高大壮实，尤其是她的肚子很大，往外突出有些下坠，给人一种大腹便便的感觉，看上去很不美观。李姐不仅肥胖，还有高血脂，这样很不健康。李姐说自己生了孩子以后，肚子大就一直成为她的难题，尝试了几次减肥，没什么效果，最后都不了了之了。现在人到中年发起福来，肚子更大了，平时上班，办公时坐着明显感觉呼吸不畅通，甚至蹲厕所都很难蹲下去，肠道紊乱，便秘问题也变得十分严重，没办法只好来找我们求助了。

李姐比较注意饮食和运动，她的问题主要是络脉堵塞影响了新陈代谢。按照她的症状，我推荐她使用了一个疗程的络脉通胸腹套盒。我们先对她胸腹部位的重点穴位进行开穴，然后用络脉通活络油针对任脉补气，之后用特定脚法给她进行疏通。第一次疏通后，李姐就感觉肠胃轻松了许多，第二天排便顺畅了。操作第二次，肚子不胀了，连着做到第五次的时候，李姐兴奋地告诉我说，她排便排出了一大团黄油，整个人感觉神清气爽。这个得跟大家解释一下，由于李姐的新陈代谢加快，帮助代谢脂肪，才会排出黄油。值得高兴的是，一个络脉通胸腹套盒疗程做完，李姐的腰围减了一大半，困扰她的呼吸不畅、便秘都消失不见了，血脂也降到了正常水平。

我曾经听过一句很火的话：你连自己的体重都控制不了，还怎么控制自己的人生？希望这句话能够激励大家注意饮食、注意运动，保持络脉畅通，合理控制自己的体重，远离代谢综合征的侵扰，让自己的身体处于一个更加健康的状态。

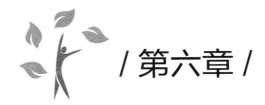

女人别忽略你的"里子"问题

"爱美之心，人皆有之"，尤其是女人，谁不想打扮得漂漂亮亮的，招人喜欢呢？但我以为，我们女人别光顾着"面子"上的美，更要注意内在美，真正的美是从内散发出来的，远非化妆所能比拟。只有我们身体的内部健康通畅了，外部才会光洁闪亮；如果体内淤堵、垃圾沉积，那内在的毒素也会通过各种方式显现出来，表现在外，"面子"自然也不够好。所以说，女人，别光顾着"面子"，只用各种各样的化妆品来装饰自己，更要注意我们体内环境的健康。

1 女性健康的第一杀手——乳腺癌

古时候，科技不发达，山林众多，人们往往谈虎色变。现在，山林消失大半，但又有新的令人恐怖的东西，那就是"癌"。而对于女性来说，最大的恐怖则来自于乳腺癌。根据国家癌症中心数据显示：乳腺癌发病率位居女性恶性肿瘤的第一位。也就是说，乳腺癌是女性健康的第一杀手。除了前两年过世的当红歌手姚贝娜外，"永远的林妹妹"陈晓旭、歌手阿桑，都是因为乳腺癌而香消玉殒的。红丝带公益广告年年拍，很多女星不计费用上镜，为的就是倡导乳房健康，因为乳腺癌发病率日益攀升，已经成为全社会不容忽视的病症。

乳腺癌到底是什么？

我们先从乳腺说起。女性乳腺由皮肤、纤维组织、乳腺腺体和脂肪所组成，因为乳房是女性明显的性征，相较而言，女性更易患各种乳腺疾病，主要分为乳腺炎、乳腺增生、乳腺纤维瘤、乳腺囊肿、乳腺癌五大类，而乳腺癌就是发生在乳腺腺上皮组织的恶性肿瘤。实话说，乳腺并不是维持人体生命活动的重要器官，像安吉丽娜·朱莉就因为乳腺癌切除了双乳，现在还是好好地活着。但人的身体是相互贯通的整体，乳腺部分的癌细胞占据了这部分阵地，这种癌细胞又极易脱落。脱落的癌细胞会随着血液或者淋巴液在身体四处游走，遍布全身，危及生命。所以，朱莉一开始切掉一边的乳房，以为就没事儿了，结果，几年后要切掉另一边乳房，这样不光形象受损，还可能使身体的功能出现紊乱。如果能够及时治疗，我建议大家根据医嘱，不到万不得已，不要切掉自己的身体器官。

因为男女身体差异明显，乳腺癌有99%发生在女性中，只有1%的病例出在男性身上。我们都知道，食物分酸碱性，人体内的环境其实也有酸碱度、阴阳之分，酸碱平衡、阴阳调和，人体才能健康。中医认为，气血瘀滞，体内寒湿过重，容易形成淤堵，淤堵太久，毒素沉积于此，就变成肿瘤了。肿瘤有恶性也有良性，良性的好说，切掉或者通过其他方式让肿瘤化开，也就是散结；那恶性呢，就是我们通畅所说的"癌"。

得了乳腺癌就意味着必死无疑了吗？当然不是。很多女性听说乳腺癌就忧心忡忡，长吁短叹，茶饭不思，终日不眠，结果身体素质急剧下降，癌症全面占据身体，很快就变成不治之症。而有的人，一发现乳腺癌就积极治疗，乐观生活，努力提升自己的身体素质，"战略上藐视，战术上重视"，身体状况逐渐好转，癌症不再成为她享受生活的障碍。

去年，有个老客户将张女士介绍到我们何氏养生馆来，张女士大约四十岁，容颜憔悴，愁云密布，对我们养生馆也不大信任。仔细聊起来才知道，她妈妈是患乳腺癌去世的，三年前，姐姐也因乳腺癌辞别人间。她自己非常担心这方面，前段时间乳腺发炎，又疼又痒，她生怕要癌变了，去了好几家医院进行检查，医生多方治疗，告知她只是发炎，没有癌症。但是，她依旧焦虑万分，通过朋友找到我们这边，她也半信半疑。

我很明确地告诉她，我开的是养生馆，不是医院，不能治病，但是可以全面调理人的身体。我根据中医的原理从整体入手，努力纠偏，增强身体素质，当然，最重要的是客户自己放平心态，勤加锻炼，纠正不良习惯，在客户和我们的共同努力下，使客户逐渐恢复到健康状态。听我这样解释，她的疑虑消了几分，开始愿意让我们检查她的身体。刚解开衣服，我们养生馆的技师就禁不住"呀"地一声叫了出来，因为张女士的病情已经很严重了，乳腺部位因为刺痒，都被抓烂了，乳头和乳晕变黑，乳房周围旧痂和新抓的印痕叠在一起，犬牙交错，触目惊心，身上还有很多不大的脂肪瘤。

看到这情况，我知道，她是体内淤堵太多，毒素沉积太久，脊椎、脏腑等部位都出现了问题，乳腺炎只是爆发出来的一个点。所以，我决定，给她做360°人体机能调理项目。这个项目从机体自身出发，全面调整，过阳的部分尽量使之平缓下来，不那么躁动；培补元气，尽力将体内多余的阴气引出体外，使身体达到阴阳调和的状态。

张女士虽然有些疑惑，但还是接受了我的建议，因为她觉得我够真诚，既然来都来了，试试总无妨。我们先用特制中草药给她做药敷，这是我根据中医传下来的药方经过实践改良，由48位中草药和一位药引子配伍而成。这些药物蒸煮半小时以上，将药的活性成分充分释放出来，敷在皮肤上，通过神经末梢直接传导到相关穴位和脏腑。我为什么不采用内服的方式呢？如果内服药物，药物的有效成分要先通过脾胃，到达脏腑，之后再传到身体各个部位。这中间，药物的大部分成分很多都被脾胃和脏腑吸收了。有些人的脾胃非常虚弱，吃下去的东西无法运化吸收，吃了也是白吃。如果植物性味霸道，很可能还会伤害脾胃。每个人的体质不一样，对植物的反应也不一样，没有什么绝对安全的内服方剂。

这些药物敷在身上，再盖上湿毛巾热敷，一直敷到顾客手心和额头微微出汗为止，通过这种方式达到祛风祛湿驱寒、通经活络、活血化淤的效果。药敷的过程中，张女士觉得骨头里面生疼，像有人拿刀子在里头深深地刮。这其实是好现象，正说明她骨头缝里深藏的结节在一点一点散开。

药敷之后，我再给她开穴，用巧劲和气力相配合，继续疏通内部的结节。之后又给她操作头、颈椎本部区、右侧颈侧淋巴、左侧、右侧肩本部区、乳腺、肺脏投影区、腰椎本部区、乳腺密码区、妇科投影区、妇科密码区、乳腺本部区和妇科本部区。

做完一次后，她就觉得身体通透了许多，没先前那么淤堵了，照镜子的时候，觉得脸色也比先前好了许多。晚上回家睡得特别踏实，半夜痒醒的事情没再发生，第二天早晨起来，乳腺部分也只是有轻微刺痒感。她记住我的叮嘱，克制住不去抓挠。

这之后，张女士就坚持每天到养生馆来"报到"。一周之后，她乳腺的刺痒症状基本消失，乳腺周围原本黑色的印记逐渐变淡，乳腺的皮肤和乳晕开始变回粉色，原本云门和中府穴位处密密麻麻的脂肪瘤逐渐消失。张女士特别开心，每天都乐呵呵的，还把自己的老公和孩子也带来做调理了。

其实，像张女士这样乳腺有问题的女性很多，有的人通过及时调理，恢复了健康；有的人任其恶化，乳腺炎、乳腺增生变成了乳腺癌……但患上乳腺癌，也不意味着天就塌了，努力救治，还可能有希望。

根据数据显示，目前乳腺癌的治愈率达到75%以上，特别是早期的治愈率可以达到95%。这个世界上有很多癌症患者撒手人寰，也有很多人带癌生存了几十年，一切在于患者自己，在于他们是否珍视自己的身体，是否及时治疗，是否健康作息。孟子说"爱人者，人恒爱之；敬人者，人恒敬之"，用在我们和自己身体上，也是一样的道理。我们关爱自己的身体，好好对待它们，它们也会以健康回报我们；若我们痛恨、厌恶自己的身体，各种摧残自己、各种熬夜，那身体必将以病痛来对待我们。

健康财富学

2 宫颈炎，女性健康的第二大杀手

　　说起宫颈炎，很多人都羞于启齿，觉得这太过私密，不好意思对医生讲，可问题不是漠视就能解决的。尤其是宫颈这种隐私的部位，不像是手上脚上或者脸上，受了伤或者长痘长癣之类，方便治疗，治疗情况如何也能随时看见。甚至有些思想极度落后保守的人，还会认为宫颈糜烂这类宫颈炎症，是作风不正的女人才会染上的"脏病"，正经人家的女人身体才不会这样。

　　刚开始听到这话的时候，我以为自己回到几百年前了，怎么现在还有人这么愚昧？身体是我们自己的，我们首先要了解它，要知道自己的宫颈，知道宫颈炎是怎么回事，才能消灭宫颈炎，让我们身体恢复健康。

　　宫颈，全名是子宫颈，这是女性生殖系统中的重要器官之一，从胚胎期一直到垂垂老矣，这个器官都发挥着重要的作用。子宫颈，顾名思义就是子宫的颈口，连接阴道与子宫，是精子通过的第一道关口，是女性孕育生命的必要条件。

宫颈炎是女性生殖器官炎症里最常见的一种，已婚或者有性生活史的女性中发病率高达50%以上。可见，并不是作风不正才会染病，正常的已婚妇女也有一半的可能。我们一般将宫颈炎分成急性和慢性两大类。急性宫颈炎一般是宫颈受损后，病原体进入损伤部位引发了感染。除了不良卫生习惯和不洁的性交外，很多常见的妇科手术也会引发宫颈炎。甚至于过度清洁阴道，破坏阴道内的酸碱值和正常菌群的平衡，也可能引发急性宫颈炎。慢性宫颈炎一般临床表现为白带异常，量多，呈黏稠脓状，或者乳白色或微黄色，有时还会夹杂血丝。宫颈炎长期刺激外阴，还会引起外阴瘙痒，严重者会向盆腔结缔组织扩散，引起腰酸和下腹坠痛等反应。

但有些宫颈炎患者既没有做过妇科手术，又没有性生活史，也没有其他感染因素，为什么会患病呢？其实，还存在一种情况，就是先天性宫颈糜烂，这是在新生儿时期受母体雌激素影响所出现的，大概有15%~20%的无性史、未做妇科手术的女性患有先天性宫颈糜烂。

总而言之，宫颈炎跟女性是否洁身自爱并无直接关系，我们不要一概贴上"不正经"的标签。不要讳疾忌医，如果发现自己白带过多，颜色发黄，有腥臭酸腐味，呈现豆腐渣状，或者非经期、非排卵期出血，下体瘙痒……就一定要去医院检查一下，早发现早治疗。要是没有什么大问题，早做预防也是好的。

健康财富学

遗憾的是，我们很多人囿于传统落后的思想，将宫颈炎看作不光彩的事，一直拖着不肯就医，拖到后来，从急性宫颈炎变成慢性宫颈炎，给身体带来极大的伤害。我们养生馆就有这样一位客户，柳女士。

柳女士有一个非常温婉美丽的名字，人如其名，姿容秀美娇艳。一开始，柳女士是跟着同事来我们养生馆做按摩放松的，刚进养生馆，大家就为她的容貌所震撼，高挑身材鹅蛋脸，两泓碧黑泉，一张樱桃嘴。但我注意到，柳女士眉头总不自觉地微微蹙起，没有身为美女的自觉，反倒有些羞怯。

柳女士在我们这里做过一次按摩推拿后，对我们的手法非常认同，之后就经常过来做个推拿或者面部美容什么的。但是柳女士有个习惯，就是每次做推拿按摩只做后背，不管多热的天，都要用被单将腰臀部盖上。后来有一次跟技师聊天，技师说起现代女性的妇科病，柳女士惊讶地睁大了眼，后来才十分不好意思地说起自己患有重度宫颈糜烂。她在青春期就发现自己的白带量很多，有时还略有腥臭味，当时不知道别人是什么样的，也没有太在意。成年后总感觉自己身上一大股味道，尤其是例假那几天，这让她抬不起头来。她买来各种洗液，不停地清洁，可是不久之后，她感觉自己下体发出更强烈的酸腐味。去医院看过一次，但是值班护士鄙夷地斥责她：有多少个性伴侣？只顾着玩，根本都不考虑自己的身体！这让她羞愧难当，因为当时她连个亲密的异性友人都没有。医院那次的就医经历没有治好她的隐患，反而给她带来极大的羞辱，这让她更加忌讳提宫颈糜烂这个病，只能一直拖着。

听说这件事，我们养生馆里的员工都叹息不已，"人言可畏"，尤其是罔顾事实的流言。我们很快给柳女士做了360°全面调理，整体调节她的身体，又按照中医成方给她配了几副洗浴的药剂。半个多月后，柳女士就觉得身体好转了很多，外阴不再瘙痒，白带不再腥臭、发黄，而是变成透明清亮的颜色，量也没有以前大，以前经常觉得小腹有坠胀感，现在觉得小腹通畅了很多。

柳女士现在像换了个人，信心满满地，也常感谢我们帮了她这么多。我想借这个例子告诉大家，身体是自己的，不要因为风言风语就不敢就医，任凭身体继续恶化下去。流言对你没有实质性的伤害，但若你因为流言而放任自己的身体变糟糕，那真的得不偿失。从宫颈炎到宫颈癌，这中间只隔着一道浅浅的溪流，我们一定要严防死守，把宫颈炎扼杀在萌芽状态，不要等到恶化成宫颈癌再来"病急乱投医"。

3 "妇科第一瘤"——子宫肌瘤

上一节我们讲了宫颈炎，子宫颈口位置发生的炎症，这一节我们来说说子宫内最可能出现的问题——子宫肌瘤。这是女性生殖器官中最常见的一种良性肿瘤，由子宫平滑肌细胞增生而成，实际上应该成为子宫平滑肌瘤。到底子宫肌瘤是怎么产生的，西医至今没有明确的说法。当然，西医采取的治疗措施也很简单，如果病情不严重，那就动手术切掉瘤子。如果瘤子很大，压迫周围器官，或者出现了其他严重后果，西医很可能建议子宫全切。但是对女人来说，子宫是我们孕育生命的器官，是我们作为女人的重要意义。很多中老年女性还能接受子宫全切手术，但要一个花季少女此生就没了做母亲的可能，这该是多么残忍的事情！

我们中医认为，世间万物都是互相联系的，人体也不例外。人体的内外都是一体的，外在表现出来的各种疾病，其实都是内在脏腑或者其他器官受损或者失衡所导致，是身体内环境失衡引起的恶果。所以，子宫肌瘤也要从身体内部、从整体方面去判断、考量。《黄帝内经》上说："阳化气，阴成形。"也就是指有形的病理产物都与阴寒有关，如淤血、痰湿、水饮无不是寒邪偏盛所致。一般来说，人的体温是相对恒定的，在这个温度范围内，气血会正常运行。若体温过低，寒邪作祟，就会阻滞气机的运行，气行则血行，气行则水行；反之，气停则血凝成瘀，气停则水停成痰饮。而气滞血瘀痰阻长期不能解除，时间一长就会沉积在体内，成为肿瘤。所谓"积之始生，得寒乃生，厥乃成积也"，就是这个道理。

　　既然肿瘤是寒凝所致，那么，在寒凝处升起一把火，把寒气驱散，结节肿瘤自然也就散开了。不论病毒有多少般变化，只要我们把人治好了，病毒没了生存的环境，自然就跑掉了，即便是进入体内，也没法存活。所以说，中医重在治人，从"人"入手，改变根源；西医重在治病，从"病"着眼。

　　2014年夏天，有一位老客户带着她的表妹来找我，见了面就说："何大夫，请您务必想想办法，我这表妹，今年才26岁啊。"旁边站着的小姑娘，一点儿没有小姑娘的活泼劲儿，全程低垂着头，一言不发。

　　原来这个客户的表妹，辛女士，患有子宫肌瘤，两年前做了个小手术，切掉了肌瘤。手术进行得很成功，瘤子切得很干净。之后辛女士又交了一个男朋友，双方情投意合，本打算"五一"的时候领证结婚。谁曾想，做婚检的时候发现，辛女士子宫内又长了一个肿瘤，比上次那个还大，足有拳头大小，同时还伴随有卵巢肿瘤。众人连忙找专家大夫，大夫却说，子宫内的肌瘤太大，卵巢部位特殊，这部位的肿瘤容易癌变，建议将子宫和卵巢一并切除。这诊断像一记霹雳打在众人头顶，大家都懵了。清醒过来的男方家人责令二人赶紧分手，男方也胆怯了，犹豫一个月还是提出了分手。

遭受双重打击的辛女士彻底垮了，家人找到两年前主刀的大夫讨要说法，对方却认为自己当初是切除干净了，没有残留。众人多方求医无果，肿瘤还一天天长大。她表姐，也就是我的老客户刘女士，想到了我，就将她带来看看。

我见辛女士面容惨白，气息较平常人更弱，大热天的，身上也没个热乎气儿，但是吃饭的时候还偏爱各种凉拌菜、西点、冷饮。观察一会儿之后，我心里大概有个数了。后来跟辛女士聊起来，果然如我所料，她本身体质虚寒，却还偏爱各种冷饮零食，冬天都要吃雪糕。因为工作性质，天天坐在空调房里吹着空调，腿儿冻得冰凉……辛女士又不爱运动，周末就喜欢宅在家里看电视。就这样，寒邪入侵身体，两年前的子宫肌瘤就是寒凝所致。但是，做了手术切掉那个肿瘤，肿瘤赖以生存的身体内环境还是没有改变。辛女士保持原有的生活习惯，气血凝滞，很快便有新的肿瘤在这种恶劣、阴冷的环境生长出来。所以说，得病的根由还在辛女士自己身上，即便这次没有暴发子宫肌瘤和卵巢肿瘤，也有可能出现其他的肿瘤。

我给辛女士推荐了360°人体机能调理项目，从根本上改变她身体的内环境，让肿瘤无法在体内存活。给她依次操作了药敷、开穴、颈椎、肩颈本部、妇科密码区、妇科投影区、乳腺密码区、乳腺投影区，左右侧背、腰本部，特别加强妇科密码区、妇科投影区、乳腺密码区、乳腺投影区这四个部位。

　　第一次做完后，辛女士没有特别明显的感受，就是觉得身体舒展、畅快了许多。但这只是完成了一部分，她的身体状况与她不良的生活习惯有密不可分的关系。我叮嘱她每天早上要喝一大碗浓俨俨的姜枣汤，晚上热水泡脚半小时，戒掉一切冷饮，哪怕天再热也忍着，不要开空调，做一些身体能够承受的运动，不管是跑步、快走还是太极、瑜伽，都可以。

　　两周后，辛女士开始觉得自己头晕、腹痛，身体出现各种不适。我劝她坚持下去，这些不适都是身体的排病反应，这还只是刚开头，后期会越来越明显的。辛女士一度想放弃，但是每次难受过后，睡一觉起来精神又好很多，所以她坚持了一个月。

　　一个月后，辛女士身体的各项反应更明显了，到我们这里做调理，调理完之后，身体会散发出一阵阵的恶臭，气味熏天。不光如此，喝完姜枣汤后，她就不停地吐痰，吐出一口一口的浓痰。这段期间，她再也没有碰冷饮，说是看到雪糕就觉得胃疼，完全不想吃。每天都觉得冷，穿长袖长裤把自己裹起来，一大早就起来运动、晒太阳，觉得阳光照在身上暖烘烘的。

　　大概过了两个月的时间，辛女士说自己例假的时候血量特

健康财富学

别大，并且有好多好多黑块，又腥又臭。例假之后，还会排一些脏东西，黑褐色，气味很大。因为我再三跟她说过身体的自我调节能力，她相信这是在排病，也就踏踏实实地运动、吃、睡、做调理。

三个月后，辛女士去医院复查，这一次，不光检查的医生，连她自己都有些不敢相信了。检查结果显示，身体一切指标均正常，子宫肌瘤和卵巢肿瘤都比先前小了一半。医生说她的身体情况明显好转，可以不用切掉卵巢和子宫，只需动手术切除肿瘤就行了。但是辛女士认为，既然通过调理的方式可以缩小肿瘤，为什么还要切除呢？自那之后，她调理得更勤，时刻注重养生，一年多之后，身体里的两个肿瘤都消失了，人的精神面貌也发生了很大改变。

像辛女士的这个例子，就很好地体现了中医的调理原理，我们中医注重人，从保养人体、保养生命开始。不管什么样的疑难杂症，归根结底都是身体正气不足，邪祟入侵所导致，只要我们扶持正气，使身体阴阳平衡，那么一切病症都将不治而愈。

4　叫人痛不欲生的"老朋友"

女性和男性有个最大的差别，那就是适龄女性每个月总有那么几天，会有个"老朋友"来造访。一般来说，这个老朋友28～30天来一次，一次逗留个三到七天。但这只是理想状态，很多女性的老朋友会不定时造访，要么冷淡要么热情，让人无所适从、焦虑万分。这个老朋友，很多人称为"大姨妈"，也有叫"例假"的，大名是"月经"或者"女性生理期"。

一般说来，来例假就意味着女性的身体发育成熟了，可以做妈妈了。但是每个月一次的例假的确叫人困扰，有的人身体很好，例假期跟平时没什么两样；有的人来一次例假就跟要一次命一样，疼得死去活来；有的人非常规律，28到30天来一次；有的人几个月才来一回……例假的规律与否，来例假时身体的反应，跟我们的身体状况有直接关系。千万不要把痛经、月经不调当成一件小事，要知道，《红楼梦》里的"凤辣子"王熙凤，可就是

健康财富学

128

因为长期"淋漓不尽"，气血亏虚而备受煎熬。

很多人都在感叹，来例假真麻烦，人也受罪。但你有没有想过，这样每个月的流血，加速了体内的新陈代谢，废弃的旧血和杂质排出去，身体会重新造血，这样对身体其实是非常有好处的。科学调查表明，因为例假流血，女性得癌症的几率比男性低40%左右。

从科学角度来说，例假的周期在28～30天之间，提前或推迟个7天也还算正常。如果超过这个范围，就叫月经失调了。还有些小姑娘跟我说，月经的血都是暗黑色的，因为是废弃的血。我觉得，有必要给她们科普一下，正常的月经是鲜红色的，如果有紫暗色血块，那多半会伴随痛经。虽然每个人的月经量都不一样，但是明显地过多或者过少都不正常。不过就我日常接触到，和社会所宣传的来看，现代社会女性宫寒的很多，与此相对应，越来越多的女性出现不孕不育。

为什么现代社会，宫寒的女性会呈现上升的趋势呢？原因再简单不过了。古代的女性穿得比较多，露胳膊露腿的少，雪糕冰激凌都没有，偶尔有个井水里冰过的李子、葡萄，也还是贵族才能享受的，当然也不是每天都能享用。而我们现在，不光露胳膊露腿，还有露膝盖的，甚至还露肚脐眼的……每次看到小姑娘们这样穿，我就忍不住叹息，倒不是我这个人封建、老派，而是保护身体是第一要务啊。肚脐眼是什么地方？是我们脏腑与外在的连接点，肚脐受风，脏腑也会寒冷。后腰中间是命门，两边是肾，光听名字就知道它们有多重要了。还有膝盖，膝盖处脂肪极薄，外邪极易入侵。这些地方好好保护，紧紧裹上还来不及呢，居然光溜溜地露出来，任由冷风入侵。现代女性还爱吃什么雪糕冰激凌慕斯蛋糕，喝冰冻的冷饮，成天闷在屋子里对着电脑，稍微有点儿热就开空调对着吹……

说得难听一点，这简直就是慢性自杀。用各种冰冷的东西刺激我们的脏腑，戕害我们的身体，也就不奇怪为什么我们会出现痛经、月经不调、宫寒等一系列问题了。伴随而来的，往往还有子宫肌瘤、卵巢囊肿、乳腺增生等妇科问题，哪个都不是小问题。子宫、卵巢、乳腺是女人的三宝，它们是相互连接，相互影响的。

对此，我在全面调理的基础上又研发出"吉祥三宝"项目，特别针对女性的子宫、卵巢与乳腺，帮助不少女性客户解决了难题，恢复了健康。

我们的客户李女士，来我们养生馆的时候32岁，她结婚很早，但这么多年来都没有小孩，不是夫妻俩不想要，而是身体不允许。她长期体寒，月经不正常，经常两三个月来一次月经。李女士看到身边的同学和朋友都做了妈妈，自己也渴望有一个可爱的宝宝，可是努力了两多年，梦想都破灭了。她和丈夫四处求医问药，家里人也给他俩找了不少偏方，但就是没有动静。

她有个朋友是我们养生馆的老客户，推荐她来这里试试，甭管能不能调理好不孕不育，但起码身体素质能够恢复一些。我们刚见到她的时候，她肌肤无华，面色暗沉，皮肉松弛，三角区斑点较多，这是典型的体虚体寒的表现。她的子宫太寒，月经每个月都脱落不干净，受精卵无法在冰冷的子宫里存活，自然也就不可能有小宝宝了。

针对她的情况，我们给她做了360°全身调理，又配合做了"吉祥三宝"。做完后，李女士将信将疑，后来告诉我们，那一次做完后月经量明显增大，而且有大块大块的黑色血块。我告诉她，这是气血通畅的表现，气血通了，原先的淤堵也逐渐被冲开，排出体外。做了两个多月，李女士发现，咦，又来了一次月经。要知道，以前可是两三个月才来一次的，这次才隔了40来天。她非常激动，连声说身体有希望了。

调理了一年多，今年二月份，冬雪覆盖的时节，李女士给我们带来了好消息：她发现自己怀孕了！去医院检查，医生说宝贝非常健康。她无比激动，我们也十分开心，因为我们证明了身体是有无限潜能的，只要正确调理，就能拥有健康！

第六章　女人别忽略你的"里子"问题

5 任何时候都不做“毒”女人

社会越来越发展，我们却越来越焦虑。尤其对于女性来说，有一个永恒的话题，谁都无法避免，那就是“减肥”。其实，我非常反对使用“减肥”这个词，我们人体都有合适的体形和重量，不一定要瘦成芦柴棒才叫美，也不一定需要通过减肥的方式来成就窈窕的身姿。我们更应该做的是排毒，排除身体的毒素，减少发病的几率。与此同时，毒素和垃圾都排出去了，我们体形自然也会窈窕起来。

排毒养生，已成为现代人日益关注的话题。现代社会生活节奏加快，生存压力大，生活环境被破坏，雾霾、沙尘四处蔓延，电脑、手机、电视，无处不在的电磁辐射……所有这些都时刻威胁着我们的健康。古人“日出而作，日入而息，耕田而食，凿井而饮”，可以颐养天年；而我们很多人都午夜不睡，日出不起，一年四季躲在写字楼里，不见天日，积劳成疾。古时候虽然物资相对匮乏，但食物基本都新鲜无害；现在物资极大丰富，但却没有多少是可以放心入口的，蔬果可能喷洒过杀虫剂，零食会有各种添加剂，水里可能有漂白剂……没有什么是可以放心食用的。没有多少人是能够信任的，我们被各种负面情绪所充斥，内心毒素越积越多。毒素累积到一定程度，就会由量变到质变，给我们身体带来巨大的伤害。

虽然我们人体对外来或内在毒素的侵扰也有一定的抵抗能力，但面对无所不在的毒素时，身体也会不堪重负。你看很多女性身材臃肿，腰里几个游泳圈，大粗腿，屁股肥硕……这些都是毒素堆积在体内，无法排出去的表现。我们需要将排毒提上议事日程，时刻提醒自己，尽量少摄入毒素，多做有利于身体的事。

譬如，喝冷饮吃雪糕这类事情，我就极其反对。有的女孩追问说：西方人也经常这样吃。她们也说了，那是西方人，西方人跟我们体质不一样，从小的生活环境也不一样，自然不能一概而论。像我上面提过的很多女性宫寒，原因就在于过多摄入冷寒食物，寒气盘踞体内，尤其小腹一带，影响身体运行，同时也会使得体内的垃圾无法排出，变成毒素沉积下来。

还有些人的生活就是家、单位，两点一线，周内端坐在电脑前，周末躺在沙发上对着电视。要知道，我们的老祖宗可是不停地活动，才从四肢爬行进化到两脚站立，走路运动才是我们保持健康的必要条件。像这样终日坐着或者躺着，各种垃圾与毒素都囤积在体内，人还能健康吗？为什么"元气少女陈大发"三十多岁看起来依旧青春无敌？因为她坚持运动，每天都要运动，比如进行长跑，通过运动出汗，带出脏腑的垃圾。新陈代谢足够，所以她才会年轻健康，充满活力。

针对现代社会人体毒素沉积过多的情况，我专门研制出一套水疗刷毒养生的流程，利用带正电荷的小分子碱性水和不容易被吸收的海藻多糖，与专业的刷毒手法来中和体内的酸性毒素。

因为我们人体内环境多数都是酸性的，日常的很多食物，譬如蛋糕、肉类等也都是酸性的，人体正常代谢所产生的物质也是酸性的，所以需要补充碱性物质来中和体内的酸碱值。这种小分子碱性水渗透性与溶解性强，而且与细胞的亲和力较好，能在身体内发挥优越的功能，帮助体内细胞恢复活力。而海藻多糖具有很强的生物碱，通过大肠渗透压，将人体酸毒吸入大肠，排出体外中和固体酸。

这种刷毒方法简便易行，技师用特制的刷子将配伍好的中草药药液刷在身体上。前胸后背四肢都需要刷到，让药液通过毛孔渗入脏腑，排出体内毒素。当然，刷毒前，我们一般都会先给客户做一套松解术，帮助将身体的毛孔与关节都打开，使得药液顺利渗入。做完松解术后再刷毒，客户都会觉得浑身轻松，十分畅快。如果不做松解术，直接就刷毒，身体不太能适应药液的渗入，刷毒时全身上下疼痛、发胀，但刷毒后全身轻松，无疼痛感，有的还有针刺感。

对于来我们养生馆做刷毒项目的客户，我总是提醒她们上午来做，做完了不能吃硬的食物。为什么呢？因为人体的运行机制与自然界相一致，上午是气机生发、上扬的时候，此时刷毒，体内阳气生发，可以更好地发挥机体的排毒功能。等到下午或者晚上，体内阳气逐渐沉潜，身体需要休息，这时再来刷毒，强行调动身体的阳气来加速毒素排出，违背了生物钟规律，对身体造成较大损伤。另外，硬的食物一般都不好消化，刷药液后体内的绝大部分细胞都在致力于排出毒素，没有余力来帮忙消化分解这些食物。所以，刷毒后，最好喝点粥汤，既易消化又有营养。

除了全面刷毒外，我们养生馆还特别研发出三焦通、九窝淋巴排毒等项目，有针对性地排出体内某些部位的毒素。

我们养生馆的很多客户都光顾多年，跟我们就像是老朋友一样熟悉，身体的变化情况我们也很了解。譬如说蔡女士，刚来我们养生馆的时候身体非常虚弱，免疫力低下，我们调理了几年后，现在健康了许多。但是因为身体底子不够好，每逢换季时节都会出现皮肤敏感，咽喉发哑，身上有时候会出现小红疹子。今年春节刚过，我们就想为她特别调理一下，免得到春天再受苦。养生馆专家商讨后决定给她做三焦通项目。

在做的过程中，我们重点加强上焦清净重点部位，采用了独特的药油配方，结合我多年研创的手法，针对锁骨淋巴和喉咙部位进行操作。今年春天，蔡女士的咽炎再没有犯，淋巴线也清晰了许多，没有多余的脂肪，面部皮肤也变娇嫩了，小红疹也都消失不见。

蔡女士惊喜异常，连连追问我们的操作原理。其实很简单，蔡女士之前肺部毒素沉积太多，这次重点做上焦处理，清除肺火，将肺部多余的毒素都排了出去。肺主皮毛，肺部健康了，皮肤自然也就娇嫩起来，小红疹也不再来。

初见成效的蔡女士非常高兴，严格按照我们的要求来调理身体。前段时间，蔡女士发现，自己的形体比之前好了很多，身线出来了。往年她都要花大量的时间和金钱去做减肥塑形项目，今年做了三焦通之后，惊喜地发现不用再单独减肥塑型了，中焦运化和下焦排毒加速了身体代谢，无意间就达到了收紧塑身的效果。

还是我一再强调的，身体健康了，人自然也就美了，千万不要为了变美而去畸形地减肥，不要通过节食、过量运动等不健康的方式来减肥。按时作息，吃得营养全面，适量运动，保持开朗的好心情，通过正确的方式排出体内毒素，你自然也就会变得更窈窕更美丽。

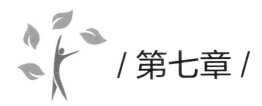

/ 第七章 /

好心态才是主宰财富的舵手

　　人是感情动物，每时每刻都生活在某种情绪之中，这种情绪有可能是积极的，也有可能是消极的。心态和观念决定着一个人的行为和表现，只有改变心态和观念，才能改变一个人的行为和表现，才能远离忧郁，告别烦恼。当你浮躁的心态日渐平和，并对人生充满希望时，你会发现，你的心情已经融入到窗外明媚的阳光中，变得越来越轻盈，越来越清静，越来越快乐，越来越灿烂。就像快乐的琴弦，只要触摸一下，就能发出优美动人的旋律，绕梁三日，余音不绝。

1 不要忘记了微笑的样子

嘴角不自觉上扬，眼神中似有芳香荡漾，这个人类最基本的表情，叫微笑。微笑，是世界上最美丽的表情。俗语说，笑一笑，十年少。曾有研究发现，经常笑的人，比总是板着脸的人多活7年。抑郁、焦虑的情绪长期积累，对身体健康的损害是非常大的。

每天，你都会被闹钟叫醒，或者一如既往地去上班，或者整理好货物准备开门做生意……你很忙，甚至没有空闲坐下来喝一杯茶的时间。

上学时总想着快点上班，觉得能自己挣钱了就会快乐了。工作之后又着急结婚、买房，以为成家了人生就安定得差不多了。婚后又开始为孩子整日操劳，慢慢地觉得人生的乐子都没了，就像套上了磨的驴子，每天只知道傻傻劳碌。

在忙碌中，心越来越累，话越来越少。生活的压力堵在心口，让人无处可逃。激情也一点点淡下去，有时候早上醒来，都不知道自己劳碌奔波是为了什么。累得久了就麻木了，已经不会跟别人叫屈喊冤了，只知道一日一日地默默承受着生活的累。如此，总觉得自己不快乐不自由，就算松一松脸上的肌肉，也会发现自己好像都不大会笑了！

"以前我很爱笑的，不知道为什么，现在笑容越来越难看了。"王小姐打开过去的照片，看着照片中咧着嘴大笑的自己说道，"没房的时候担心房东涨房租，买了房又担心没钱还贷；没车的时候嫌离公司远了，有了车又愁油费、保险费……"王小姐摇了摇头，"好像总有愁不完的事。"

丢失笑容的，显然并不只有王小姐一人。其实现在社会会笑的人也不少，但其中的笑却颇为复杂，有应付式的苦笑，有内心扭曲的狂笑，有表里不一的讪笑，真正越来越少的，是发自内心由内而外的微笑。

在节奏紧张、竞争加剧的现代社会，许多人感到无尽的焦虑和压力，微笑也成为一件难事。身处职场，工作压力、竞争压力、人际压力等多方面的压力齐齐逼向上班族，在这种心力交瘁的情况下，如果没有及时放松身心，想要心理不出问题很难。职场压力已经越来越成为威胁年轻人健康的杀手，过劳死的事常常见诸报端。在庸碌繁忙的工作中，平衡地恢复身体健康已经成为核心话题。

你有多久没微笑了？与过去相比，你的微笑有没有减少？烦恼、压力是否在一天天吞噬着你的微笑？那么要如何找回遗失的微笑呢？这就需要我们学会减压，释放压力。

减压的方法有很多种，千万别让生活的烦恼，从我们脸上"抢"走世界上最美的表情。

写作减压。把烦恼写出来，写什么内容呢？你的压力体验，你生理、心理上的一切烦恼。

早在1988年，美国就有心理学家做过测试，一组人员专写压力和烦恼，另一组人员则只写日常浅显的话题。每4天一个周期，持续6周后，发现前者心态更加积极，病症较少。1994年的另一项测试，则是将失业8个月的白领分成3组，第一组只写对失业的想法及对个人带来的负面影响，第二组写今后的计划及如何找到新的工作，最后一组什么也不写。结果在连续5天每天30分钟的写作试验之后，研究者发现那些写自己如何不幸的失业者，在接下来的1个月内，更容易找到新的工作。

这些测试都说明了一个道理：写作是一种效果显著的减压办法。在美国，不仅医院大夫鼓励病人记病床日记，就连一些书店也开始卖空白病历日志，甚至还有专门的书籍和杂志指导病人如何操作。

保证充足的睡眠。不要冒犯自然规律，否则必遭自然法则的报复。

每天我们感到疲惫时，那是身体中释放的压力激素，如肾上腺的皮质醇，会使我们的血压和心率加快，使我们感到更加疲劳，但在它们发作之前，我们能防止，只要多睡觉即可。有了旺盛的精力，才能抵制住压力的侵袭，睡眠便是一个重要保证。

如果上床后脑子里还在想事情，那就在床头放一个录音机、记事本什么的，这样一来，想到什么就能马上记录下来，不用担心第二天醒来会忘记。

食物减压。一项最新医学研究发现，某些食物可以非常有效地减少压力，比如含有DHA的鱼油。硒元素也能有效减压，金枪鱼、巴西栗和大蒜都富含硒。维生素B家族中的B_2、B_5和B_6也是减压的好帮手，多吃谷物就能补充。

工作间隙，可以来杯冰咖啡，能够很好地舒缓心情。在饮食上下点工夫，可谓举手之劳。

当然了，如果饭局应酬太多，没办法很好地规划自己的饮食，或吃得太多，肚里再也装不下了，那就在包里放盒维生素片或是鱼油丸之类的，随时补充。

不过靠食物或者维生素减压，必须要持之以恒，每天形成习惯，1个月之后就能慢慢见到成效。

远离噪声。在繁杂地带附近居住的人们，产生的压力是在幽静环境居住的人的两倍。短短三个小时的噪声：电话铃声、录音机和电视机的声音，会使压力显著增加，它会使人的思考能力降低40%。

丰富个人业余生活。发展个人爱好往往可以让人心情舒畅，绘画、书法、下棋、娱乐等都能给人增添许多生活乐趣，调节生活节奏，从单调紧张的氛围中摆脱出来，走向欢快和轻松。

分散注意力。去看一场电影或者购物，看电影最好选择喜剧片。走进大自然，聆听一些轻松的音乐，让身心回归到大自然母亲的怀抱。清新的空气、舒心的美景都能够让人神清气爽，将烦恼完全抛之脑后，从而恢复心理健康。

做一些运动，做做按摩，一个人去旅行，全身心地投入到一件自己喜欢的轻松的事情中，有助于缓解压力。

我们养生馆有一位常客，张女士，是一名小学教师，责任心非常强，所以在工作和家庭中常常都是很忙碌的状态，她每个周末都会过来休息放松一下。每次过来做护理，都是自己要求做何氏养生三焦通项目，而且每次在做的过程中，都会很享受地美美地睡一觉。她说每次做完后身体都特别轻松，所以特别喜欢我们的这个项目，而且以后也会一直坚持来。

很感谢张女士喜欢我们的养生项目，能给顾客带来健康的身体，我们也会有小小的成就感。希望每位从我们养生馆大门走出去的顾客，脸上都带着幸福的笑容。

快乐是自己的，别人偷不走、夺不去。有人说，爱笑的人运气不会太差，正如没有一块坚冰不被阳光融化，没有人会真正拒绝微笑。当生活像一首歌那样轻快流畅时，笑颜常开乃易事；而在一切事情都不如意时仍能微笑的人，才活得有价值。

从今天起，重新开始微笑吧！每天对自己和家人笑一笑，对朋友和同事笑一笑，给陌生人一个甜美的微笑，你会发现，仅仅一个微笑，生命底色便不再灰暗。何苦要折磨自己呢？生活偶尔需要简单，再忙也需要给自己一点自由，推开窗，在平淡的生活中发现美好，给自己一个大大的微笑！

2 给你的心灵时常排毒

美容排毒、减肥排毒，这些大家都听得多了，但心灵排毒又有多少人听说过？其实，每天繁忙的生活节奏给心灵堆积了不少的毒素。无论男女老少，如果整天闷闷不乐，让自己沉浸于负面情绪中，都容易让人觉得"心累"，累积在心里就会变成"心毒"，影响工作、人际交往等各方面，就算有再多机会摆在眼前也难以把握住。长期以往，不仅让自己陷入诸事不顺的死循环中，甚至会影响身体的健康。

据说生气容易得肿瘤。曾经看过这样一条消息，美国斯坦福大学的专家做过试验，将人们生气时呼出的气体融入冰水中，水中会出现紫色的沉淀。将这种紫色的水注射到小白鼠体内，只需几分钟，小白鼠就死掉了。我们时常听说有人因生气而中风，还有人气绝身亡，可见生气时产生的毒素对我们人体的伤害极其巨大。

美与恶是共存的，这世上总有美的存在，但也会有邪恶并存。如果我们光看邪恶，不去领略生活中的美，不尽快排除心中堆积的毒素，就只能生活在失望痛苦中。所以，当你发现自己的心灵已经淤积了毒素，就应该立刻排出，否则只会越积越多，让你郁郁寡欢。你不妨用智慧的心灵去体悟复杂而美好的世界，去处理人世间的大事小事，把心灵闲置不用是一种可怕的浪费。因此，排出你心灵中的毒素，为你的心灵开一扇窗，让快乐自己走进来。

试想一杯脏水要净化，最好的方法就是不停地注入干净的水。因此，如果没有办法处理自己的情绪源头，不如注入满满的正面能量，心灵就可以焕然一新。一旦内心充满正面能量，你所观看世界的角度就会是喜悦、快乐与舒适。平时开朗热情，在工作、人际上都能带给周围的人欢乐，心里所想的愿望也比较容易成真。换句话说，正面能量是扭转人生的新契机，只要从现在开始做，一切都不会太晚。想要散发正能量，需要从改变自己开始做起。

我们每个人，因为所处的环境不同，面对的事物不同，对世界有着不一样的看法，对人生对未来的想法也大不相同。但是，不一样的烦恼有不一样的解决方式，只要我们沉下心来，一切都能找到解决办法，没有过不去的坎，没有翻不过的山。

现代社会压力太大，每年从学校毕业的人有那么多，而社会上的岗位却没有增加多少。许多大学生感到迷惘无助，不知道毕业后该干什么。还有些生活与事业都步入正轨的人，对现状不太满意，每天的工作都差不多，过一天是一天，浑浑噩噩的，觉得没什么盼头，也找不到奋斗的目标。

　　其实，人生的任何一个阶段都要努力。面临毕业的大学生觉得就业压力大，找不到方向，但是，每一年都有无数企业在招人，只要你足够优秀，只要你是货真价实的金子，在哪里都能发光，关键还在于自身努力。相信自己，起码你还有努力的机会。只要你奋斗，就会有希望，而这个世界上，还有很多人连奋斗的机会都没有。

　　对于那些对工作与生活失去兴趣，感到乏味的上班族们，不妨静下心来，好好思考一下，自己最喜欢、最想干的到底是什么？去年有一张辞职报告轰动了网络，周围人都议论纷纷。一名初中老师说"世界这么大，我想出去看看"，毅然决然地辞去了原本稳定的工作，去看想看的世界和风光了。

　　据说那名女老师在路途中遇到了"真命天子"，两人在风景如画的成都停了下来，开了一家小小的客栈，为所有有梦想的旅人提供一个安歇之所。这女孩对现在的生活非常满意，觉得做客栈老板娘，接待四面八方来的有梦想的青年，比教书育人有意思得多。

　　有很多客户都说我们何氏养生馆的氛围特别好，所有员工都乐呵呵的，每天笑容满面。有客户还追问我管理的秘诀，为什么员工们这么忙碌还能这么开心，他们公司的员工除了抱怨就是偷懒呢！

其实没什么秘诀。我做这个养生馆，出发点就是为了弘扬中医文化事业，给更多的人带去希望。当然，我不希望亏本，但盈利不是我的唯一目的，我更关注的是大家的健康，从身到心的健康。如果钱挣到了，而大家身体垮了，反目成仇了，那又有什么意义呢？

我们养生馆就是一个和谐的大家庭，不论是老员工还是新加入的人员，都抱着积极开朗的心态来求学、工作。既然做了这一行，那肯定就是为了健康事业而来的，为了给自己和他人都带来健康。当然，员工有时候也会有抱怨，有摩擦，这是在所难免的事，我不会出面粗暴干预，更多的是让她们自己解决。

人是具有敏锐感知力的动物，哪怕我们的意识没有明确辨识，但身体也会直接感受到的。如果做按摩的技师心情不好，胸有怒气，即便她再三压制，怒气也会通过她的手法传导给她按摩的客户。客户也许没感觉，但客户的身体会接受到这种怒火，细胞会出现紧张感，想要与这力道对抗。结果是，一场按摩下来，技师累得腰酸手疼，被服务的客户也觉得身体不舒服，肌肉紧张，无法放松。

前面讲过的老客户王先生，他刚开始来我们养生馆的时候就很烦躁，因为他的业务十分繁忙，累趴了还不肯休息。常常是，一边做着调理，手机就响了，他又接起电话，交代各种事情。有时候做一次调理，中间要接十来个电话，经常说着说着就火起来了。虽然他对我们的调理效果十分满意，但我很清楚，如果他能静心敛性，好好调理，效果应该会比现在好得多。

后来，我尽力开导他，有问题早处理，发火不能解决问题。他自己也很清楚，说自己经常气得都要炸了，身边人还浑然不觉，或者不知道他为什么这么生气。

是啊，这个社会的人多种多样，每个人的思维方式都不同，不能以己之心揣度他人，不能因为自己做到了就强行要求别人也做到。很多事情，当时觉得天都要塌了，但是等过上一段时间回头看，不过如此。我们为什么不能平心静气地对待呢？要知道，生气不能解决问题，只会使事情更加难以收场。

我们要努力将自己的负面情绪排解出去，做一个乐观开朗的人，面对问题，积极处理，这样才能应对各种突发情况。而更重要的是，将这些负面情绪也就是毒素从体内排出去，我们才能更加健康，才能拥抱更美好的未来。

3 工作不是你生活中的唯一

世间有很多相互矛盾的现象。比如，身处职场中的我们，一方面希望有一个成功的事业，另一方面又希望拥有一个美满的家庭。可是，对于很多人来讲，成功的事业往往是要以忽略家人为代价的。而要拥有美满的家庭，就很可能要牺牲事业。在这种情形下，人要作出选择是件很痛苦的事。但是，也有很多成功的企业家，他们既能在事业上飞黄腾达，同时又拥有令人羡慕的美满家庭。那么，这些人到底以怎样的能力做到了别人做不到的事情呢？

我们常常低估了建立一个美满家庭的难度，其实，建立一个美满家庭真的是一件不容易的事。任何一件事，只要想把它做好，都要付出相当大的努力。只要是在职场上打拼过的人都知道，要想把工作做好，尤其是想比别人做得更好，所要付出的代价一定比别人更高。

可是，当我们谈到美满家庭的时候，却常常忽略"努力"这个因素。很多人都认为一个家庭是否美满就是看运气好不好，找对了人，夫妇之间感情好，生了小孩之后，小孩聪明能够考上好的学校，这个家庭自然就很美满。实际上，不是这样的，美满的家庭需要家庭中的每一个成员都为此付出努力。当然，每个人的情形不同，家庭成员之间的磕碰也不可避免，因此，家庭成员相互间的谅解、沟通、支持就显得非常重要。

所谓"金无足赤，人无完人"。家庭成员之间一定会有很多不同价值观的冲突，对一个问题也一定会有不同的见解和看法，比如说钱应该花在什么地方，什么事情比较重要，日常家务怎样分工，这些问题就像我们在一个企业做事情一样，都要讲究分工合作。大家越能够分工合作，越能够发挥自己的特长，越能够体谅其他的家庭成员，这个家庭美满和谐的可能性就越大。如果大家都不努力，都希望别人能够多做一点，或者遇到问题不能够协商解决，而是采取一些极端的方式，这样的家庭就绝对不会美满。

当家庭不美满的时候，肯定会影响个人情绪，影响个人工作的态度以及工作的能力。道理很简单，在一个美满的家庭里，大家都很满足、很快乐，去上班的时候，心情就会愉快，做起事情来也会有干劲儿，和同事的关系也就比较融洽，事业当然也就容易成功。可是反过来，如果家里一天到晚争吵不断，休息也休息不好，还没上班就一肚子气，做事情就会出差错，与同事相处肯定就会显露很多问题，事业当然难以成功。其实，家庭不美满或多或少都会影响到事业，而事业不成功也会或多或少地影响家庭。

在职场打拼碰到挫折和不如意的事，这时你会有两种解决方法，一种是回到家里找人倾诉，甚至想发泄一下。当你在家里宣泄从公司带回来的情绪时，其他人可能会尽量去体谅和了解你为什么要这样做，给你一个倾诉的环境，让你觉得你可以把这些不良的情绪在家里发泄出来，因而使心情有所转变；但是在其他人心情也不是很好的时候，就可能会发生争吵，导致两败俱伤。另外一种情况是，尽量不要把工作中的坏情绪带回家里，拿家里人撒气，因为即使当时可能由于发泄而舒服一点，但过后都是会后悔的。那些成功人士多半可以在家庭和事业之间划一条清楚的分界线，家里的情绪不带入工作，工作的情绪也不带回家中，能把这两方面分得清楚的人，就有可能使事业成功，家庭美满。

工作和家庭孰轻孰重，就像人的左手和右手一样，缺哪个都是一种人生的缺憾。工作好了生活才有保障，会给家庭带来收益和欢乐，家庭和睦才有心情工作。要正确把握工作与家庭的平衡点，做事情要拿得起放得下，不拖泥带水。

上班的时候要用心工作，尽量抛开家庭的种种压力，把工作完成得漂漂亮亮。不应该带着情绪工作，将情绪嫁接到其他人的身上去，公私不分，一切以自己的情感为出发点，想什么就做什么，这是与工作需要逻辑、需要理性相背驰的。下班回家积极处

健康财富学

理与家人的矛盾，敞开心扉沟通，早日解决问题。应该区分好两种不同的情感，只要我们学会转移自己的情绪，以宽容和轻松的胸怀去面对工作和家庭，把家里发生的事情放在家里解决，不要让不良的情绪无止境地蔓延，这样才能轻松面对生活和工作，才能工作得顺心，生活得开心。

要把家当作事业来经营，把事业当作家来爱，这样来自这两方面的一切矛盾也将迎刃而解。要处理好这两者的关系，个人必须对工作、生活都有一个积极热情的心态，融情于工作，寄情于家庭，那么生活自然海阔天空。

以前见过一个老板，他拥有成功的事业和美满的家庭。有一次大家谈到事业和家庭的关系时，他讲了一句话，他说："我的妻子是我最好的朋友，这就是为什么我的家庭和事业都能够成功的最大原因。"中国有句老话"家和万事兴"，也正是这个意思。

我还见过一位人生很成功的女士，她就是找到了事业与家庭的均衡点。在事业上，她是一位职业女性，在商场如战场的位置上呼风唤雨。但当她回到家中的时候，她是一位贤妻良母，一位极其平凡的慈祥母亲，一个小鸟依人般的爱人。因此，我觉得人生真的是一场演绎，在不同的位置演绎着不同的角色，不停地变换着，关键在于你怎么去把握，怎样去定位。

这个世界没有什么是不可能的，只要愿意努力，愿意付出。也许对于职场的你来说，平衡事业与家庭会很难，但这并非意味着没有可能。无论正在外面打拼，还是已经功成名就，都必须时刻把家庭放在心上，关心着每一位家庭成员。

总之，事业是重要的，家庭也是很重要的，没有好的家庭和家人的支持，事业不会有好的发展。家庭需要事业做基础，有稳定的事业，家庭才会和睦，两者相辅相成。我们不仅要做一个事业成功的人，还需要拥有美满的家庭。

4 健康的身体可以带来好的心情

身体健康和生活幸福是因与果的关系，所以，我们中国人在进行美好祝愿的时候，常常会祝福对方"身体健康，万事如意"，这是人们最为常用的一句祝福语。从这个祝福语就可以看出，身体健康是排在第一位的，是一切的前提。道理很简单，因为只有身体健康了，万事才会合乎心意，并因此而感到满满的幸福和快乐，否则我们一举一动都被身体的病痛所折磨。"如意"这两个字又从何谈起呢？是的，有了健康，才会拥有幸福的生活；有了健康，才会拥有充满阳光的世界；有了健康，才会拥有一份灿烂与辉煌。

一个人想要拥有高质量的生活，就必须让自己拥有健康的身体：身体的各个器官运转良好、配合协作，每一天都感到舒适自在。拥有一个这样的身体，即使物质生活贫乏一些，也以保持精神愉悦，身心舒畅，活出自我的精彩，幸福自然就会如影随形。

人人似乎都知道身体健康的重要性，有了健康的身体，才会有好的心情，才会有幸福的生活。但是，在很多时候，有许多人却不把身体当回事。

有的人一上网玩就不知道时间，玩个通宵还觉得不尽兴；有的人一打上麻将就似乎忘记了一切，别说自己的健康，甚至就连家里孩子的生命安全都置之度外；有的人一喝上酒就不要命，喝得都快酒精中毒了，还是对酒当歌；有的人嗜烟如命，每天不住口地吸，肺部都出现阴影了，还置若罔闻；有的人不重视食品卫生，喜欢坐在尘土飞扬的马路边，就着车来人往的尾气和烟尘吃烤串、喝啤酒；有的人不注意交通安全，闯红灯，甚至与机动车抢道；有的人要风度不要温度，大冷天穿得极单薄，冻得直哆嗦，还美其名曰"精神抖擞"。凡此种种，不一而足。总之，对自己的身体健康不负责任的人比比皆是。

有这样一个惯常的现象，身体不好的人，往往脾气也不太好。不信你看看，嗜酒如命的人，十个就有八个会耍酒疯，喜欢砸东西、打孩子；烂赌鬼，往往也是脾气暴躁的主儿；四处闯红灯的人，在工作与生活中也常跟人发生冲突……还有的人，气血亏虚，神经衰弱，偏偏又恶性循环，不仅失眠多梦，还一直神思过虑，身体和脾气都越来越差，不仅自己难受，身边人也饱受折磨。

我们养生馆有个多年的老客户，范女士，是某外资公司的高层，工作繁忙，每月都要抽空来我们这里做做调理。刚来养生馆的时候，范女士身体多处郁结，脾气也不太好，调理了几年之后，身体好了，心情也慢慢舒畅起来。但是有段时间，我们发现她又开始愁眉紧锁，身体状况比以前差很多。我们还以为是她工作太辛苦，劝她劳逸结合，身体要紧。

范女士长叹一口气："要是工作上的事情倒还好解决，努把力就能行了，可是碰上了我婆婆，无从下手啊。"原来，范女士的婆婆近段时间刚退休，从老家过来看他们，顺便带孩子。但是，她婆婆是个特别挑剔的人，身体又不好，动不动就头疼胸闷，看谁都不顺眼，一家子都跟着提心吊胆的。

范女士不胜其扰，一肚子冤屈没地儿诉说。丈夫觉得那是自己的母亲，辛苦了一辈子，再怎么也该多担待。可不是，正做着调理呢，婆婆的电话就来了，追问范女士什么时候回家，范女士只好谎称自己还在加班，结果招来一通训斥，好言好语地哄了半天，婆婆才愤愤地挂了电话。

新来的技师小姑娘笑说，这婆婆性子有点儿躁了，也许是更年期综合征。范女士苦笑："她这更年期综合征都持续好几年了，成天地皱着眉头，说心里堵得慌，看什么都不顺眼，惹得我们都跟着不痛快。"

我忽然想到，也许这个婆婆是真的身体不舒服，控制不了自己的情绪，而不是故意找茬。像红楼梦里的林妹妹，病弱娇怯，心思比别人都多几分，一丁点小事也能想到背后的深层矛盾。还有西汉的贾谊，才情俱佳，心思细腻，但也正因为太细腻了，所以才会认为别人将梁怀王坠马的事怪罪到自己头上，最终抑郁而亡。我跟范女士针对她婆婆的情况又聊了很久，范女士也说她婆婆身体的确很弱，又是中学班主任，长年操劳落下了病根。

不久之后的一个周末，范女士小心翼翼地挽着一位老太太来我们养生馆了。范女士主动给我们介绍，说这是她婆婆罗老师。罗老师的确很有班主任的威严，进了我们养生馆就四处打量，又盘问我们的从业资质。转了一圈之后，老太太严厉的神色逐渐松弛下来，想试试我们的调理项目。

因为老太太原本是教师，经常要讲课，肺气损耗严重，又过度操劳，我们先为她做了一个九窝淋巴通项目，通全身九个淋巴排毒口。因为，"肺有邪，其气流于两肘；肝有邪，其气流于两腋；脾有邪，其气流于两髀；肾有邪，其气流于两腘；三焦有邪，其气流于心窝。"先用国医大师胡维勤教授的秘方药草油进行展油和开穴，之后采用我们何氏祖传的九窝淋巴通技术进行操作。

操作的过程中，罗老师的肘窝处出了好多淤黑的毒素，她自己都吓到了，觉得特别可怕。做完之后，罗老师起身感觉特别轻松，做过的地方热乎乎的，十分舒服。我们告诉她，因为淋巴是排毒代谢的，九窝淋巴通项目打通了淋巴，疏通淤堵，使得身体气血畅通，所以会觉得更轻松，也会有发热的感觉。

事后，范女士高兴地跟我们说，她婆婆那一整天心情都很好，说话和颜悦色的，大家也都跟着开心不已。也就是从那之后，罗老师也成了我们养生馆的常客，每周都来个两三次。我们根据她的身体状况，逐渐调整了养生项目。

做了半年多，罗老师紧绷的肌肉逐渐松弛下来，先前的淤堵都散开，脸上的斑点消退不少，皮肤也变得紧致光滑。范女士说，她婆婆现在身体好了，在小区里结交了一堆朋友，经常出去旅行爬山，心情也开朗了许多，对他们特别地慈爱。罗老师自己也觉得，现在像是换了个人，以前总是想发脾气，现在心头的那股火消失无踪了，成天乐呵呵的，挺好。

像罗老师之前是身体损耗太严重，体内毒素又沉积过多，整个人时刻处于紧绷状态，导致神经衰弱。身体调理好之后，紧张的情绪消失了，爱到处去走动，欣赏世界的美，自然心情也会越来越好。所以奉劝世人，一定要善待自己，身体不适的时候就适当休息，放松一下，等头脑清明后再工作。如果一味劳碌，身体撑不住，精神和心情都跟着down到谷底，那么，做事的效率也一定不会高。

5　做一个快乐的甩手掌柜

　　像我上面说的罗老师，起先特别紧绷，什么事都要操心，在学校操心学生，回家了操心家里的每个人，甚至于看新闻也会发愁好久。她这样做，不仅没有起到正面的作用，反倒给周围人带来无尽的压力和困扰。当她将生活的重心转移到自己身上时，她整个人都轻松了许多，周围的人也没有因为她的放手而陷入困境。

　　事实很简单，这个世界缺了谁都是可以正常运转的。前几年，乔布斯的病况刚传出时，整个世界都为之震动，无数人在担心，苹果这个企业很快会随之垮掉。到今天，乔布斯过世快5年了，苹果虽然没了以前的精髓，但依旧傲然挺立，依旧是世界数一数二的企业。

　　几年前看过一则新闻，甘肃省临洮县副县长杨东平因心源性心脏病猝死在家中，这是该县三个月内第二位英年早逝的县长；

前县长柴生芳也是因心源性心脏病猝死在办公室的。

一个副县长或县长，日常的确百事缠身，不是一个"累"字能够形容的，而是身心俱疲。试看柴生芳去世前那一天：接待来访群众、调研引洮工程、表彰助学模范、检查道路建设……19点30分还主持召开政府常务会议，先后研究了22个大项、53个小项的项目，直到凌晨1点30分才结束，持续工作接近18小时。其实，别说一个地区主管，即使一个部门主管，这样"连轴转"的状态也只是常态，而非例外。

问题是，领导们为什么非得这样日夜操劳？公共事务管理除了靠"一把手"们亲力亲为，难道就没有别的运转方式了吗？大事小事非要"领导亲自过问"才能解决，非得"一把手"点头才能拍板？

和杨东平一样，我接触的许多企业也都是工作超人，每天忙得脚不沾地，连口水都顾不上喝。他们总有开不完的会，处理不完的决议，公司的事情，事无大小，都要他们签字拍板。而实际上，这样的企业，不过是一个私人作坊而已，并非现代意义上的企业。现代的企业有董事长有总经理，董事长负责方向上的决定，公司的具体事务都交由总经理来处理。只要大的方向正确，董事长一年365天没一天在公司露面，公司还可以照常运转。

古人说，"物尽其用，人尽其才"，"在其位，谋其政"，其实也蕴含着同样的道理，那就是，任何组织机构都需要有明确的分工，各司其职，各擅其长。如果企业老总把什么事情都做好

健康财富学

了，那底下员工也就没有积极性做他们该做的事情了。但偏偏，这样的老总还不少。

洪总是一个老朋友崔总介绍过来的，虽然对我们养生馆的技术十分满意，但这一年多来，也就光顾了七八次，倒不是不想来，而是脱不开身，所以经常预约后又取消。听说洪总公司的业务做得很不错，在行业内名列前茅，利润也很丰厚。与此同时，也听说公司是洪总一个人的，从上到下，包括员工的宿舍、伙食等具体事务，都要经过他审批。管得这么具体，难怪他永远没有休息的时间。

洪总来我们这做调理的时候就常感叹，手底下的员工懒散拖沓，什么事情都不积极主动，非要他跟在后面催。但事实上，他从来也没信任过员工，没有将权力下放，员工没有任何自主权，自然也就没了工作的热情。

崔总以前也跟洪总一样，劳碌奔忙，数次累到吐血。但用他的话说，当时累死累活地忙，就是为了把企业扶上正轨，以后可以不用受累了。崔总说到做到，企业壮大后，立刻高薪雇了专业复合型人才来管理公司，自己只负责公司的上层市场开拓。时间和精力腾出来了，崔总首先做的一件事就是调养自己的身体。之后听说他又报名长江商学院，去读EMBA，在那里认识了不少同道，对企业未来的发展方向又有了新的规划。

在崔总的影响下，洪总也越来越多地光顾我们的养生馆。他自称在向崔总学习，正在力图调整工作与生活的重心，从公司原有的员工中提拔有能力、负责任的人担任中层，又雇佣专业的人才来管理公司，将自己从繁杂的事务中解脱出来，更专注于公司的总体建设与规划。

我们都知道王健林是中国首富，掌管那么大的事业，要是他事事都亲力亲为，早就累死了。万达企业之所以能做这么大，有一个重要的原因就是王健林善用人才。万达不是他一个人的，而是万达人共同的企业。公司有严密稳定的组织架构，每一个人在自己的位置上从容不迫地发光发热。王健林有一个独子王思聪，是大众视野里的富二代。相比宗庆后等企业家都将子女纳入企业，到一定时机让子女来接管公司，王健林的想法就很不一样。他觉得，万达这个企业，不一定非要王思聪来掌管，他对掌管万达没有兴趣也不擅长，不如把万达交由适合的经理人来掌管。

既然王健林都能想得通，我们为什么就执迷不悟呢？赚钱不是我们生命的唯一目的，这个世界还有无限美好等着我们去享受。何不做一个快乐的甩手掌柜，先保养好自己的身体，再从容地享受在世上的每一天呢？

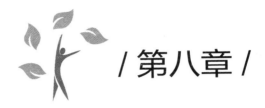

/ 第八章 /

动起来你的财富才会水涨船高

中国有句俗语："流水不腐，户枢不蠹。"这话应用广泛，说明世间万物都需要动，而人类也一样。随着生活水平的提高，人们对生活质量、身心健康的要求日益提高，强身健体、益寿延年越来越成为人们追求的目标！运动锻炼在人类的健康事业中有着举足轻重的意义。

1 养成运动的好习惯

你现在是不是也有这些坏习惯？要么久坐家里看电视，要么一直低头玩手机，要么整天坐在电脑前上网。尤其是现在的上班族，都有一个通病，久坐不动，这成了办公室小白领的工作常态，再加上平时又没有锻炼的时间，而回家之后不是坐着就是睡觉，久而久之，身体不自觉地就亮起了红灯。

有一位顾客令我印象深刻，因为这是一位广东的顾客，在北京出差，经朋友介绍来到我们养生馆。他就是一位典型的办公室久坐一族，由于繁忙的工作，他一整天下来连去厕所的时间都少之又少，更不要说挤出时间去运动。而且由于经常休息不好，身体每天都处于疲惫的状态，以前他并不在意，现在他的身体是不在意不行了，长期的身体透支，导致一系列的疾病都开始出现，颈椎病、肩周炎、腰腿痛等等，让他饱受折磨。

以前他每次难受的时候就去做做按摩，但也只是当时可以

健康财富学

162

缓解一下，并不能解决问题的根本。后来，朋友劝说他："像你这样疲劳的身体，该去做做深层的理疗，我经常在那做汉疗，做得真好，你改天也去试试。"就这样在朋友的介绍下，他借着出差的空隙，来到了我们养生馆。我们按照他的要求，做了一个汉疗，整体一小时下来，他觉得和其他的按摩真的不一样，做得也深，也能找出问题的所在。

我们了解了他的整体情况之后，建议他做正肌术，能更好地帮助他的颈椎和腰恢复健康，他决定试试效果怎样，便做了一个体验的正肌术。同时，我们建议他，在平时的生活中也要注意调整饮食作息，并坚持适当地运动。

第二天他又来到了我们养生馆，他说昨天回去后，虽然身体表皮会有点酸痛，但整个身体却感觉轻松了许多，连一直困扰自己的失眠、头痛也得到了改善，居然彻底地睡了个好觉。

现在他已经做了七次了，面色一次比一次好，没有以前那样看起来就很疲劳的样子，现在坐着也不至于腰酸背痛了。

他现在只想把身体调理好，健康的身体才是革命的本钱。他说他一定要坚持着好好调，把过去几年的补回来，可不能为了工作不要命了，并向公司申请尽量长期出差北京，以便来我们养生馆调理身体。我们听到这些很感动，相信在我们的努力下，并加上他的配合，一定会让他恢复健康。我们百分之百的努力只是为了顾客的身体健康。

久坐不动，不只对颈肩腰背存在危害。由于血液循环减缓，会产生大脑供血不足，导致精神压抑、精神萎靡、哈欠连天，若突然站起，还会出现头晕眼花等症状，日久还会使心脏机能衰退，引起心肌萎缩。尤其是患有动脉硬化等症的中老年人，最容易诱发心肌梗塞和脑血栓，还易引起肌肉僵硬，肢端疼痛或麻木，甚至引发肌肉萎缩，结果令人衰老加速，生活质量降低。

既然久坐不动的危害这么多，你还不快快动起来？许多人一说到运动，最大的挑战就是时间，每天工作压力比较大，恐怕除了吃饭、睡觉、去厕所，其他的时间都贡献给了工作，哪里还能抽出时间运动呢？

你往往会找出一万条不运动的理由，实际上运动并不会占用你多少时间，你也大可不必专门抽出时间去健身房，运动完全可以和你的生活结合起来，比如每天可以不乘电梯上楼，改爬楼梯；每天把车停在离公司远一点的位置，多走一段路到办公室。这里运动十分钟，那里运动十分钟，加起来的运动时间和程度，绝对会胜过你总是计划去健身房半小时而从来做不到。

将运动融入生活。你每天都会吃饭、洗漱、睡觉，现在把训练运动加到日常生活中的一部分，每天找个时间让你动一动，当你上班、上课累积压力，就用健身来释放它！用身体来享受实际的健身生活，把眼光放远，没有什么事是比身体健康还要重要的。

哪怕只是伸伸懒腰，散散步！

记得几年前看过一则新闻，有一位老人用走路的方式赶走了病魔的侵袭，把癌症"走"没了。

卢桂溪，72岁，虽然体型较瘦，但面色红润，走路速度快，步幅大，年轻人往往跟不上；百十斤的担子挑在肩上，腰不弓，气不喘。这对于别人来说也许没啥，但对于曾是濒临死亡的癌症病人的他，还是颇引以为豪的。他能有今天，主要得益于最简单易行的健身运动——快步走。

退休前，他长期担任农村学校领导，工作压力大，家庭负担重，常年劳累，生活没规律，缺乏运动健身的意识。退休第二年（2002年），他被确诊为胃癌晚期，当即做了手术，接下来化疗，辅之以中药调理，穷尽各种医疗手段后，命终于保住了，但人十分虚弱，皮包骨，风都吹得倒，生活质量较差。2004年起，他开始积极地进行康复锻炼，选择了步行锻炼的方式，一直坚持到现在。多年来，无论是阴晴雨雪还是严冬酷暑，他的健身运动从未间断，即使去外地探亲访友，也不停止锻炼的步伐，现在活得很好。

经过几年的步行锻炼，他的成果显著，每年例行体检，各项指标大都正常，原来患有比较严重的颈椎病、肩周炎和腰痛病，现已不治而愈；就连困扰他多年的老慢支、肺气肿也很少发作，基本不用服药。

老人家说，当初重病在身几乎绝望之时，哪里会想到还有今天！

可见，运动和养生对人类健康有着十分重要的关系。

传统养生将精、气、神称为"三宝"，其与人体生命息息相关。运动养生则紧紧抓住了这三个环节，调意识以养神；以意领气，调呼吸以练气，以气行推动血运，周流全身；以气导形，通过形体、筋骨关节的运动，使周身经脉畅通，营养整个机体。如此，则形神兼备，百脉流畅，内外相和，脏腑协调，机体达到"阴平阳秘"的状态，从而增进机体健康，以保持旺盛的生命力。

所以，朋友们动起来吧！

2　根据自己的体质进行锻炼

活动，要活就要动。初期运动最令人害怕的就是，不知道训练动作和姿势对不对。很多人不知道如何选择适合自己的运动方式，有些人是根据自己的兴趣爱好来选择，但很多其实并不适合自己的体质。所以，很多人也因为运动方式不适合而未能坚持，或者是因为没有显著效果而放弃了，甚至有些人因为运动方式不当而造成损伤，比如说肌肉拉伤。所以，选择一个适合自己的运动方式是很重要的。

我们养生馆的顾客，曾为我讲述过一个由于运动方法不当，而导致失去生命的真实故事。

在某健身房跑步机上运动的一位年轻女孩小林，也许感觉不适便暂停了跑步，扶着跑步机站立了一会儿后突然晕倒。工作人员看到后，将小林放平躺在地上，短暂休息后，她醒了过来。在她醒来后，丈夫把她送去医院，可在做手术准备时，她的病情急转直下，尽管医生紧急抢救，但是也没能留住她年轻的生命，医院诊断为创伤性脑疝。

我们在惋惜年轻生命逝去的时候，更应该思考运动健身的正确方法，根据自身的身体条件，合理地锻炼身体才是王道。

如同世界上没有两片完全相同的树叶一样，每个人的生命都是存在并活动于不同的"土壤"之上的，不同的土壤养育着强弱不同的幼苗，就像不同的体质带给我们不同的机体素质。

体质，是指在人的生命过程中，在先天禀赋和后天获得的基础上，逐渐形成的在形态结构、生理功能、物质代谢和性格心理方面，综合的、固有的一些特质，它说明个体生命活动具有差异性或者特殊性。

在中医体质学中，现代中医把人的体质分为九种，每一种体质的运动养生方法都有所不同，以下为大家逐一介绍。

平和体质：精力充沛，健康乐观。平和体质是一种健康的体质，最重要的养生原则就是"不伤不忧，顺其自然"。根据年龄、性别、爱好，运动应遵循循序渐进、适可而止的原则，养成坚持锻炼的习惯，锻炼应强调全面、多样、均衡，符合"天人相应，顺其自然"的理念。

气虚体质：气短少力，容易疲乏。气虚体质的人适宜柔缓的运动，宜在空气清新之处散步、打太极拳、做操等，并持之以恒。平时自行按摩足三里穴，不宜做大负荷运动和出汗运动，忌用猛力和做长久憋气的动作。亦可练习"吹"字功，双腿并拢直立，双手交叉上举过头，弯腰，双手触地，继而蹲下，双手抱膝，心中默念"吹"字音，可连续做十余次，属于"六字诀"中的"吹"产功，常练有固肾气之功效。

阳虚体质：手脚发凉，身体怕冷。因"动则生阳"，故阳虚体质的人，要加强体育锻炼，春夏秋冬坚持不懈。可做一些舒缓柔和的运动，具体项目因体力强弱而定，如散步、慢跑、太极拳、五禽戏、八段锦、内养操、广播操、各种舞蹈，以及强壮功、站桩功、长寿功等。也可自行按摩气海、足三里、涌泉穴位，或经常灸足三里、关元，可适当洗桑拿、温泉浴。需要注意的是，夏天不宜做过分剧烈的运动，冬天要避免在大风、大寒、大雾、大雪及空气污染的环境下锻炼。

阴虚体质：手心发热，阴虚火旺。阴虚体质的人不宜过激活动，着重调养肝功能，适合做中小强度、间断性的身体锻炼，可选择太极拳、八段锦，以及固精、保健功、长寿功等动静结合的传统健身项目，可着重练习咽津功法。锻炼时要控制出汗量，及时补充水分。皮肤干燥厉害的人，可多游泳，不宜洗桑拿。

血瘀体质：面色晦暗，脸上长斑。血瘀体质的人经络气血常有运行不畅之虑，通过运动可促进全身经络气血通畅，五脏六腑调和。平时可多做有助于促进气血运行的运动项目，如太极拳、太极剑、各种舞蹈、步行健身法、徒手健身操等。保健按摩可使经络通畅，总以全身各部都能活动，以助气血运行为原则。血瘀体质的人心血管功能常有隐忧，故不宜做剧烈、高强度、刺激性运动，运动时如出现胸闷、呼吸困难、脉搏显著加快等不适症状，应停止运动，及时去医院检查。

痰湿体质：身体肥胖，大腹便便。痰湿体质的人多体形肥胖，易多困倦，故应长期坚持体育锻炼，散步、慢跑、游泳、球类、武术、八段锦、五禽戏以及各种舞蹈，均可选择。可根据个人情况，适当做一些时间较长的有氧运动，活动量逐渐增强，让疏松的皮肉逐渐变成结实、致密之肌肉。

湿热体质：面色油腻，长痘长疮。湿热体质的人适合做大强度、大运动量的锻炼，让多余的阳气散发出来，游泳项目为首选，其他如长跑、游泳、爬山、各种球类、武术等。夏季由于气温高、湿度大，最好选择在清晨或傍晚较凉爽时锻炼。

气郁体质：多愁善感，郁郁不乐。气郁体质的人应尽量增加户外运动，可坚持一些较大强度、大负荷的运动项目，如跑步、登山、游泳、武术等。宜多参加群体性的体育活动，如打球、跳舞、下棋等，以便融入社会，防止自闭倾向，项目选择一定要强

第八章　动起来你的财富才会水涨船高

调与个人爱好和兴趣培养有机结合。宜多参加旅游活动，既欣赏了自然美景，又调剂了精神，对增强体能也有较大的益处。

特禀体质：容易过敏，喷嚏流泪。特禀体质的人应积极参加各种体育锻炼，增强体质。以游泳等水上运动为宜，锻炼时强调因人而宜，量力而行，循序渐进，不可强求。减轻致敏反应的有效方法，宜从天热时机开始，逐步适应，切不可突然行事。

以上为大家详细介绍了中医学上九种不同体质的人的锻炼方法，我们应该根据自己的身体情况，分析自己的体质类型，"量体裁衣"选择适合自己的运动项目，并且坚持不懈地进行下去，一定能增强体质，让身体更健康。

3 没有持久的坚持就不会有好身体

运动对身体的养生防病效果，往往需要一段时间的积累才能反映出来，其效果也随着运动进程而逐步显现，效果获得的时间也由人的体质、病情及运动方法的掌握程度不同而有差异。有的人锻炼十天就有效果，有的人半年才有效果，但无论效果如何，都应该坚持不懈，持之以恒，这样才能达到预防疾病、保健养生的目的。如果在养生的过程中三心二意，三天打鱼两天晒网，根本理解不透其中的精髓，则不会有什么效果的，更别提延年益寿了。其实养生修炼的是人的德行，考验的是人的毅力。

中医非常注重养生的持续性，认为养生不是一个阶段性的活动，它伴随着人的一生，甚至在人出生之前，在其父母的作用下，人就开始间接地进行被动养生了，现在胎教的日益流行就是一个很好的例子。幼儿、童年、少年时期是人体生长发育的关键时期，养生至关重要，此时人体应注意加强补充营养、锻炼身体，以更好地促进人体的生长发育。到了成年期，虽然人的精力较为充沛，体质较好，但如果在此时期不注重养生，不仅会损害人体健康，还会加快中年人步入老年人行列的步伐。到了老年，各种生理功能开始退化，例如行走不便、呼吸功能衰退等，如果稍有不慎则会患病，更严重的还会危及生命。因此，老年人更需要养生，以尽享天年。

其实，养生并没有我们想象的那么复杂，在制定好了适合自己的养生方案之后，接下来你只要照着做就行了。我们需要的只是耐心和毅力，也就是"贵在坚持"这四个字。古人云：精诚所至，金石为开。坚持到底者，诚也。

我有一个老邻居陈大姐，每天早上一起床，就先梳头，用的是普通的桃木梳子。从二十来岁坚持到六十多，现在头发浓密乌黑，耳聪目明。她给好多人推荐过这种梳头养生的方法，人家就问她："您自己梳头效果这么好，有什么特别的手法吗？具体是每天多少下？什么部位？用什么材料的梳子？"其实用陈大姐自己的话来说，真的没那么多讲究，梳头的时间也是可长可短，但是一定要坚持每天都去做。

养生的基础是坚持，核心是适度，关键是细节，根本是平衡，再好的养生绝招，没有坚持，一切都是空中楼阁。有的人意识到了锻炼的重要性，于是开始每天早上跑步，但仅仅坚持了几天就打退堂鼓了。过一段时间，别人讲打太极拳好，他又照猫画虎地跟着练了，没过半月，又不能坚持了，锻炼成了空话。

很多人放弃健身是在养成固定运动后，因为提不起动力，开始感觉无聊。因此，我们要想办法维持一开始健身时的新鲜感。像是你一开始跳健美操，因为改变生活状态可能觉得很有趣，但当习惯养成，就觉得越来越无聊，就开始找借口放弃了。

那么问题来了，怎样才能持有健身的新鲜感而将健身坚持到底呢？

健身伙伴。健身需要伙伴，分享健身的快乐和疲劳。跟朋友一起去健身有助于更好地执行健身计划，你的朋友应该有着更高的健身自觉性。同伴可以在你快乐时候，和你一起开心，在你疲劳的时候，推你一把；伙伴让快乐更快乐，让疲劳减轻一半，继续战斗，从群体责任感中受益。健身其实更是毅力的战斗，有了伙伴，我们更有勇气，不再孤单。

快乐健身。健身应该是快乐的，想想健身后自己的样子，它给我们带来了健康和伙伴，我们没有理由不快乐。不要去计算你的运动究竟燃烧了多少脂肪，或是锻炼了哪块肌肉，而是想一想玩得高兴与否。这也是为什么有那么多人热衷于足球、篮球的原因，他们从中找到了乐趣。健身是身体的召唤，我们的身体需要运动、健康和快乐。健身也是爱好的培养，我们的生活离不开爱好，健身就是一个很好的爱好。

树立目标。要有目标，而且目标要高，但不能高不可及。目标的力量是无穷的，给自己树立一个合理又美好的目标，鼓励自己去健身，向着目标不断前进。可以是周目标，月目标，年目标，一步步激励自己，向着一个积极的方向前进。

榜样力量。身边有很多运动达人吗？看看他们健康的体魄和快乐的样子，你受到鼓舞了吗？是的，我也想像她、他一样，拥有让人羡慕的健美的身材，健康的身体，快乐的心情。做个时尚达人，健身达人吧。

变换形式。如果每天都吃一样的东西，你很快就会感到厌倦。健身方式也不是一成不变的，春天你可以跑步、骑自行车，夏天你可以游泳、练瑜伽，秋天你可以爬山、打太极，冬天你可以室内跑步，锻炼肌肉。随着季节变化，变换不同的健身项目，可以让健身更快乐，更容易适应和坚持。千万不要将一项运动奉为圣经，日复一日地重复训练，这会让你感到枯燥乏味，很快就会遇到瓶颈，所以我们应该学会驾驭自己的运动热情。如果你觉得没有了热情，或无法再提高了，就马上换一种运动形式吧。

习惯成自然。在电脑上贴上及时贴，或设定闹钟，让它每天提醒你在固定的时间健身。当你每天在相同的时间做相同的事时，就能逐渐养成习惯。一旦形成了固定的模式，每天的健身就会和公司会议一样重要了。习惯的力量是难以估量的，当你习惯了某一件事情之后，你会觉得，那就是你这一天的某个时候该做的。不做你会觉得难受，不舒服，你也不会因为枯燥而不愿去做了，因为只有做了身体和心情才舒服。

学会奖赏自己。研究发现，比起从不奖励自己的人，经常奖励自己的健身者达到"美国运动医学院运动标准"的可能性要高出1~2倍。邓恩博士说，在我们的研究中有一位女性决定，只要她能够坚持健身满一年，她就去爱尔兰徒步旅行，最终她去成了。还有一位健身者，在坚持健身2个月之后给自己买了一双新鞋，6个月后买了一身新运动衣。奖励机制可以很简单，生活中任何重要的东西都可以和健身结合起来。

当然，养生不是刻意地去做，而是把一切融入生活的点点滴滴，最后达到"随心所欲不逾矩"的状态，从而让它真正成为你生活的一部分。应该注意的是，持之以恒并非机械刻板，如若外部环境不适宜，或身体患急性疾病时不宜锻炼，则应暂停运动。健身固然好，但要找到适合自己的方法，才能做到事半功倍，身心俱健。

4 改变那些错误的健身方法

　　现在已经有越来越多的人喜欢将健身融进自己的生活中，这样不仅可以长期保持健康，还能够拥有健美的体魄，吸引众人的目光。这样做是非常好的，当然也要注意一些自身的健身方式。正确的健身可以给你的身体起到很多很好的帮助，但是如果方式错了，那就得不偿失了。

　　很多人健身中都有一些坏习惯，更有甚者像着魔一样，总想多做一点，快点得道成仙，殊不知这样是相当危险的。如果你自不量力，已经不能再负重了，还要多加个半公斤，或是已经累得不行了，还要多做几下，硬撑造成运动伤害的后果常不堪设想，一切以自己感到舒服的量和次数为要。

　　在这里为大家列举一些错误的健身方法，你试着对照看看，为什么锻炼了很久还觉得缺乏活力，为什么身体越来越差？会不会是因为走入了健身的误区？

没有计划，随兴而至。这个世界上大多数人对于一件事情都只有三秒钟热度，能够坚持下来的极少。每次说到这个，我就会想起《为学》里的穷和尚与富和尚，两人都想去南海，富和尚思虑多年终未成行。第二年，穷和尚仅凭着一个瓢、一个钵就从南海回来了。我们大多数人都跟富和尚一样，做事情总是畏首畏尾，不能坚持。很多人想要完美的身材、渊博的学识，却不愿意为此付出相应的时间和汗水，这也就注定了他们的想法不过是海市蜃楼罢了。

很多企业家，为了企业的发展壮大可以废寝忘食，焚膏继晷，但对自己的健身计划就十分草率了。可能刚开始会有兴致，在跑步机上跑一个小时，去打打高尔夫，或者游个泳，等到忙起来，连吃饭都顾不上，哪里还记得健身？

老年人退步走。我们时常在公园里看到很多老年人退步走，本来不甚宽的走道，我们得提防避开他们，他们还时时注意不要撞上人。退步走或者退步跑因为腿部发力的不同，可以刺激不经常活动的肌肉，改善人体的平衡力，应该是一项不错的运动。但是要注意到，老年人的心血管储备能力减低，退步走或跑都会使心血管不堪重负，同时会使颈部转向，导致颈动脉受压迫、管腔变窄、血流减少，造成脑部供血减少、大脑缺氧，甚至可能在转颈时突然晕倒。

坚持晨练，越早越好。很多人喜欢早晨锻炼，认为早上的空气清新，鸟语花香。其实，这也要分时间段，最好不要在太阳升

健康财富学

起之前去公园锻炼，因为早晨树林里二氧化碳浓度较高，对身体不好。另外，早晨人的血液黏稠度高，容易形成血栓。

我还在网上看到过某全球五百强公司CEO的作息表，早上6点到单位附近游泳池游泳一个小时。虽然有无数人推崇，觉得这样能够让一天都神清气爽，但我对这种做法表示怀疑。早晨刚起床，人体生物钟还未调节过来，一直都处于温暖平和的睡眠状态，突然间进入水中游泳一小时，很容易使心脏受刺激。其实，黄昏时心跳、血压最平稳，更适合健身。

大汗淋漓的运动才有效。出汗当然是排毒的一种方式，能够有效地将体内毒素排出，但是我们健身不能过分追求出汗，因为大量地出汗，会导致水分流失，从而伤害身体健康。一切适可而止，以身体能承受为宜。

"困惑了我三四十年的事情之一，就是人们仍然试图通过多流汗来减肥。"美国健身业从业人员联合会主席马克·奥奇宾蒂说，"他们在高温的环境中运动，认为那样可以减轻体重，但实际上他们的做法只是让自己脱水。"出汗过多也会导致抽筋和其他运动伤害。运动时，请保证你的手边放着一瓶水，可以随时补充水分。

运动中大量饮水。运动中的确要随时补充水分，但千万避免大量饮水。正确的方法是小口缓咽，每次补水不宜太多，能缓解运动中出现的口渴症状就好。运动完1小时后，再补足身体缺失的水分。

空腹运动好。空腹锻炼（特别是早上），很多人认为在身体零负荷的情况下会更好地发挥运动的效果，这是非常错误的。运动需要能量，如果缺少能量会造成头晕、心跳加速、出冷汗等问题，严重的可能会发生猝死。况且，空腹锻炼后，人会饿得前胸贴后背，这时候对食物极度渴望，"恨不得生吞下一头牛"。饿得心慌慌，不吃的确是种折磨，吃的话，稍不注意就过量了。况且，这时候吃下去的食物很快转化为脂肪和热量，你又不会再去运动，所以这脂肪无法消耗，只能囤积在体内。

运动前不热身，运动后"急刹车"。常常有人来问我："何大夫，为什么我健身了这么久，体形还是没变好？"很简单，你健身的方式不对。健身之前一定要做热身运动，将身体的关节都拉开，增加肌肉温度。如果贸贸然就运动，血液循环不良，容易造成肌肉拉伤或者导致抽筋。

而剧烈运动后，一定要有一个缓冲的过程。你看马拉松选手们跑过终点线后，不是停下来一屁股坐在地上，而是再往前跑一段，但是速度慢慢降下来，从跑变成走，这样逐渐停下来。为什么要这样做？因为在较为剧烈的运动后立刻停下休息，会使肌肉的节律性收缩停止，原先流进肌肉的大量血液就不能通过肌肉收缩流回心脏，造成血压降低，出现脑部暂时性缺血，引发心慌气短、头晕眼花、面色苍白，甚至休克昏倒等症状。而慢跑或走，能够帮助身体逐渐缓和压力，可以甩动胳膊、转转腰、抖抖腿等，促进血液的回流，使肌肉主动放松，避免出现肌肉酸痛等不适。

过度运动。我最近看了一档娱乐节目《非凡搭档》，里面有两名国家运动员，短道速滑女王王濛和体操王子李小鹏。有一期是他俩组队划帆船，其他队一片哀嚎，认为跟两个奥运冠军比，根本没有赢的可能。但是王濛和李小鹏划船的时候，很快就体力不支。李小鹏说了句：运动员的腰都不好。

这的确是大实话。很多人都以为运动员从小就高强度地训练，身体素质肯定比普通人高得多。但实际上，过度的训练只会让人身体不堪重负，疲累劳损。有人曾对已故的5000名运动员做过回顾性调查，发现不少运动员在40至50岁就患了心脏病，而且寿命反比普通人短，说明过量剧烈的运动超过机体的耐受限度，反而会使身体因过劳而受损、早夭。

俗话说"四肢发达，大脑平滑"，这句话用来描述运动过量后的状态再形象不过了。运动过量可能会导致神经官能症，使你的反应能力下降，平衡感降低，肌肉的弹性减小。为了避免运动过量带来过度疲劳，人们在运动时要循序渐进、量力而行。

高发的猝死事件萦绕在我们身边，当生活给我们以生命的警告时，无论是哪一种运动方式，学会适可而止显得尤为重要。当然，这一切也要建立在良好的作息条件下，熬夜后的运动尤其不可。因此，"运动养生"必须强调要适度，千万别忘记，所有运动都要保证安全第一。

第八章 动起来你的财富才会水涨船高

5 不定期为自己的身体做检查

　　很多人都说，社会越来越进步，病人却似乎越来越多了，从某种程度上来说，的确如此。目前，环境恶化和老龄化的发展导致疾病谱发生重大变化，各种慢性病的发病率不断上升，西医学却缺乏有效的治疗手段。如果提前预防各种疾病的发生，即使是很小的改善，也可以节约大量直接的医疗费用。事实迫使人们重新回到"预防为主"的医学模式上来，这与中医"治未病"的理念不谋而合。

　　很多人都不清楚"治未病"到底是什么意思，其实它主要包括"未病先防、既病防变、愈后防复"三大主题。

　　未病先防。是指人们在没有患病的时候，做好各种预防工作，以防止疾病的发生。中医以"正气内存，邪不可干"的论述强调重视体质的内在因素，一方面提出"饮食有节，起居有常，不妄作劳"和"精神内守，病安从来"的养生之道，另一方面要求人们"顺应天时，天人合一"，积极消除致病因素，避免或减少它对人体的侵害，就可保证不发病或虽病亦不重。未病先防正是与现代"预防为主"的新医学模式相吻合，它包含着调养精神、体格锻炼、合理饮食、适时养生、科学用药等丰富内容。

既病防变。是指如果疾病已经发生，则应积极采取措施，以防止疾病的发展与转变。一般来说，疾病的转变是由表入里，由轻变重，由简单到复杂的过程。因此，在防治疾病的过程中必须掌握疾病的发生、发展规律及其转变途径，做到早期诊断、有效治疗，治在疾病发作加重之先。

愈后防复。是指在病愈或病情稳定之后，要注意预防复发，时刻掌握健康的"主动权"。一般病人初愈后，大多虚弱，这就要求在康复医疗中，做到除邪务尽。针对患者气血衰少，津液亏虚，脾肾不足，血瘀痰阻等病理特点，采取综合措施，促使脏腑组织功能尽快恢复正常，达到邪尽病愈，病不复发的目的。

因此，"治未病"对人的身心健康是非常重要的。传说扁鹊第一次见蔡桓公，一眼就看出蔡桓公有隐患，而蔡桓公自己尚懵然不知，以为自己健康无恙，无视扁鹊的警告，最后病入膏肓，不治身亡。

但要如何做到防患于未然呢？在一般情况下，我们都会等到疾病的症状已出现时才会想到去找医师，其实这时的疾病已达到临床期了。疾病到临床期才发现，所花费的时间与精力就会相对地增加，而且治愈率较低，这就需要培养我们正确的体检意识。

有些人过于害怕身患疾病而不自知，出现了过度体检的现象，而有些人是因为身体健康管理的意识观念差，没有很好的主动体检观念。无论是哪一种现象，对于我们来说都是不可取的。

体检，从字面上来讲，就是体格检查，是我们通过医疗手段和方法来对身体健康状态进行检查的一种行为。这是一种医疗诊断行为，是检测我们身体是否患有各种疾病的一种必备手段。

在日常工作生活中，如果我们有很好的健康管理意识，做到定期体检，那么就能在很大程度上做到预防各种疾病的发生，减少未来因为身体疾病而给家庭带来沉重的打击与伤害。

几年前，我有位亲戚就因为坚持做定期体检，而及时发现自家孩子身体有问题的。

当时她的女儿只有3岁，在一次健康体检中，腹部超声检查发现有一侧肾脏显示不清，经反复探查，医生确认一侧肾缺失，建议做进一步检查。她一时很难接受这样的检查结果，因为孩子聪明可爱，看起来是一个发育非常健康的孩子，怎么会只有一个肾呢？！如果不是因为体检项目齐全，那么不知何时才能发现孩子患有先天性孤立肾，也许终生都不得而知。可是万一哪天孩子的肾脏出现意外，那后果就不堪设想了。

通过此事，我们可以看出，具备健康管理理念的家庭，坚持做定期体检，是有效预防各种疾病发生，确保身体健康的重要条件。而这，正是我们所需要具备的。

我们隔壁的张姐，就没有那么幸运了。前段时间，听说检查出了糖尿病，其实这个病说严重也严重，说不严重也不严重，开始也没觉得她有任何征兆，只是总是听她说头晕想睡觉，全身无力。当时我还劝她去做个检查，她说年纪大了很正常，也没放在心上。她这人，不到万不得已，是不会去医院的。后来听说她有一次晕倒了，儿子带她去做检查，才确诊是糖尿病，而且很严重。从医院回来的一段时间，她都不出屋，那么开朗的一个人，瞬间就蔫了。

看着多年的邻居兼好姐妹这样郁郁寡欢，我心里也很难受，决定帮帮她，于是借故需要她帮忙让她来到我们养生馆，找了一个自己都觉得蛮牵强的理由，帮她做了一次络脉通。

第二天，张姐乐呵呵地找我，跟我说回去后感觉整个人轻松了很多，晚上九点多就困了，沾着枕头就睡着，一觉睡到七点半。她说好多年没睡过这样的踏实觉了，就冲这，也要坚持做调理。这样连续做了十天，我们发现她整个人精神好了很多，白天也不爱睡懒觉了。坚持到现在，已经有四个月了，上次去医院做体检，发现尿蛋白都控制在安全范围内了。张姐高兴地对我说：何医师，是你让我又恢复了健康，太感谢你了。在为她高兴的同时，我不忘提醒她，虽然现在一切指标都恢复正常，但还是要坚持去医院做定期检查，以便及时了解自己的身体状况。

像张姐这种得病了才知体检重要性的人，在生活中有很多：不病不查体，病了才看医生。其实，养生应以预防为主，平时应定期检查，定时保养。还有一些人认为养生是老人的事，年轻时无须养生。其实，养生要从娃娃抓起，正如机器要从新时保养，一旦零件有损，养生为时已晚，效果必将大打折扣。

定期体检是现代社会进步的标志之一，我们的身体处于不断发展变化的过程中，外界社会每天都会给我们带来各种侵害和压力，上一次体检正常，没法确定你这段时间的身体状况。养成定期体检的习惯，既是对自己负责，也是对企业、员工和家人负责。

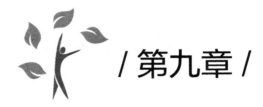

/ 第九章 /

从事健康行业成就伟大德行

中医养生是中国的传统精髓，是中国千年文化的智慧。从古至今，医家都是被人们所尊奉的，因为他们治病救人，做的是积善行德的事。在现代社会中，很多人都对中医不甚了解，我们从事中医行业的人就有义务弘扬中医文化，让中国和世界了解中医养生的方式。

1 从事健康行业就是积德行善

一个人的生命状态是向长寿方向发展，还是向疾病方向发展，是由人体内外正邪强弱的平衡来决定的。所谓"正气"，是指人体抵抗疾病的免疫力，"邪气"是指人体内外存在的各种侵害身体的毒素。当人体正气大于邪气时，邪不胜正，人体趋向于长寿状态；当人体正气等于邪气时，正邪平衡，人体就处于健康状态；当人体正气小于邪气时，邪气乘虚而入，人体便处于亚健康状态或者疾病状态，甚至趋向于早衰状态；当人体正气消失，即衰竭时，人体就会死亡。

中医养生学认为，生命的关键在于平衡。然而，作为现代文明的人类，却身处一个极不平衡的自然环境、社会环境和生理环境之中，造成正邪矛盾的日益尖锐。生态平衡的破坏、生活环境的污染、不良生活习性及社会风气的影响、各个方面的压力逐渐增大等，导致邪气水平日益强盛，严重威胁人类健康。人们的身体早已由健康状态转变为亚健康状态和疾病状态，并且正在向早衰、死亡方向发展，这也是为什么死于疾病的人越来越多，同时患者也越来越年轻化的原因。比如同仁堂的老总，才30多岁就英年早逝，输了生命，赢了世界又如何？

而且，每个人的体质都有所不同，如果父母怀孕的时候没有好好调理身体，生下的孩子先天性身体就会比较弱，所以我们需要后天性的养生。养生可以把你身体维持在一个比较平衡的状态，可以增强我们的抵抗力，让我们少生病。如果你不养生，到最后一定会后悔没有好好爱护自己的身体，所以身体健康很重要，一定要重视养生。今日不养生，明日必养病！因此，提倡和加强人们的养生意识，是一件造福全人类的事情，一场全民性的养生保健运动势在必行。

从事养生行业，创建何氏养生馆以来，我的人生发生了巨大的变化。每每看到客户在我们养生馆做理疗后，脸上露出幸福的笑容，身体也越加变得强健，我们便发自内心地感到欣慰，成就感溢于言表。做这一行的最大收获，就是我们向社会传递了正能量，让积德行善的爱心传递到各个领域。将中医文化传承光大，除了中医界要坚持让中医姓"中"不姓"西"外，还要让老百姓多了解真正的中医。同时，将健康的理念深入每一个国人心中，全社会动员起来积极养生，拥有健康体魄。

王先生是我们的一位老顾客的朋友，当时他是因为胳膊和手疼的原因来到我们店的，经过仔细询问了解后，发现他的情况属于现在我们常见的一种职业病——鼠标手。当时我们为他做出的方案是，用正肌术项目调理，还记得第一次做的时候，发现他的胳膊和手部堵得非常严重。由于他的症状对他的生活影响很大，所以他坚持得非常好，也非常配合，按我们的调理方案，他一周来一次。在做完一个疗程后，他的手明显转好。

我们也为他做出了后期的养生方案，而且在他见证了好的效果并得到了他的认可后，他又把他的爱人带了过来。他爱人是颈椎的问题，我们也为他爱人做出了调理方案，现在正在调理中。他们夫妻俩对我们的项目非常信任，并且说：不舒服了就直接想到你们这儿，都不去医院了，我们下周还来！

真的是这样，每次看到我们的养生项目给顾客解决了问题，我就觉得特别高兴！很自豪自己选择了养生行业，为更多有需要的人贡献一份力量。工作的动力来源于使命，健康养生馆的使命就是将健康的工作和事业进行到底，为人类的健康事业奋斗终生！

记得有段时间，市场上卖一种首饰，叫"转运珠"。一个不大的镶金的小滚珠，很多人买，图吉利，那玩意真能转运吗？我倒觉得，其实这世上有一种"转运珠"，它的名字叫：行善积德。

之前有一位顾客王小姐来做调理，是带着一周岁的宝宝来的，宝宝看起来发育不错，胖乎乎的挺可爱。但在不经意间，我发现宝宝的双腿有些僵硬，站立时总是足尖着地，我感觉有些异常，便提醒了王小姐。后来她和我说，经过我的提醒，她便带宝宝去医院做了检查，结合病史和脑CT，医生高度怀疑宝宝患有轻度脑瘫。这种肢体轻度异常平时很难被发现，如果不是检查，还会误认为孩子长得硬朗，发育得好着呢！

她特意来感谢我，因为轻度脑瘫病儿，如果早期做运动功能康复训练，有的可以改善，甚至完全恢复到正常的水平。如果没有被及时发现，肢体会越来越僵硬，最终将导致运动功能障碍，如行走姿势异常、活动困难等。

有时你不经意间的一个动作或者一句话，都会给别人带来莫大的改变。当然善念不是想来就来，想走就走的，那是要时时处处去积累、去储存，才能成为本能，在关键时刻不加思考地使用。

有一个非常有趣的现象，和普通银行里支出金钱不一样，在"善"的银行里，人越是有善念，越是有善良的行动，银行里的"善"的资本反倒越用越雄厚。善良是生命中用之不竭的黄金，帮助别人，就是善待自己！

人活一辈子，总要为后人留点什么，总要为这个社会做点什么。我选择，把我的保健、养生、康复的绝技，授予有缘人，希望能让人类都活过百年！

2 要做就做"真的"养生馆

中国唐代名医孙思邈是第一个系统论述"医德"的人，他对医生提出"精诚"二字的要求，即在业务上要"精益求精"，在医疗道德上要有高尚的"至诚"精神。

一个文明社会，首先应该是一个"德"的社会，"全心全意为人民服务"，体现了社会注重道德的根本要求，是履行职业职责的精神动力和衡量职业行为是非善恶的最高标准。简单地说，道德就是讲人的行为"应该"怎样和"不应该"怎样的问题。

之前看过一则新闻，在武汉一家养生馆内坐诊行医的一位"名医"，宣称中医诊疗造诣深厚，但却致一名女患者不治身亡。后查实他并没有医师执业资格，这名非法行医的"名医"最终因犯非法行医罪，被武汉市东湖高新开发区人民发院判处有期徒刑10年。

据武汉市东湖开发区人民检察院介绍，2012年7月，杨某等人在未取得医疗机构执业许可证的情况下，在武汉东湖生态旅游风景区内开设了一家"东方中医养生馆"。饶某未取得医生执业资格证书，征得杨某许可后，在该养生馆内坐诊，为他人看病治疗。坐诊没多久，33岁患者程某（女）经杨某介绍到"东方养生馆"治病。饶某明知程某患的是系统性红斑狼疮疾病，但并没有对其采取有效的治疗方法。

后续治疗期间，饶某要求程某逐步停止其正在服用缓解病情的降血压等药物和透析治疗，改为服用其配置的中药。配合治疗一段时间后，程某身体出现不适症状，后极度恶化出现腹泻、呕吐、心慌、咳嗽等症状，被家人送医院抢救无效死亡。经法医鉴定显示，程某是由于系统性红斑狼疮致慢性肾衰竭，最终因多器官功能障碍而死亡。饶某要求程某停用降血压等缓解病情的药物，停止透析，是直接导致程某因肾功能衰竭身亡的主要原因。

法院审理查明，饶某虚构名医身份，非法行医已有多年，先后三次被湖北省钟祥市卫生部门责令停止执业活动，并处罚款。对程某的诊疗活动中，饶某存在过失，其与程某的死亡后果存在因果关系，应承担主要责任，加之未取得执业医师证，非法行医罪名成立，故依法作出上述判决。

这是典型的害人害己事件，无恒德者，不可作医，人命生死之系。刘少奇曾对职业道德做过解释：一个人独立工作、无人监督时，有做各种坏事的可能。而做不做坏事，能否做到"慎独"（职业道德最高境界），以及坚持"慎独"所能达到的程度，是衡量人们是否坚持自我修身，以及在修身中取得成绩大小的标尺。

你可以不高尚，但是不能无耻，要做到这个要求，就必须遵循一些基本的道德准则，这就是道德底线——诚实守信，即诚信、互利、平等、有责任感，不损害对方的利益，等等。

如果开养生馆只是为了盈利，那将会越经营越困难。广大患者的信任是中医学术发展的根本动力，学科的宣传推广对本学科的发展至关重要。学术宣传也是一种群众路线，群众发展起来了，他们会参与中医的发展，会为中医的发展提供支持。但是，中医的学术宣传不要"忽悠"化，要科普化，不要为公司说话，要为公众说话，不要走偏锋，要走正路。如果违背了中医学的基础理论，只是为了吸引人的眼球，最后成为赚钱的手段而已，变成了"身后有余忘缩手，眼前无路欲回头"，恐怕最后是难以回头了。

顾客找到我们，正是因为遇到了自己不能够解决的问题，无法满足自身的不足和需缺，才需要我们为他提供产品和服务。我们要做到真的为顾客解决问题，而不是利用顾客的需求而达到赚钱的目的。

我们这之前有位顾客，很早之前就在我们店办了一个护理的疗程，有空就来放松一下，但每次隔的时间都会很长。看她好久不来，我们也会定期地提醒她过来调理，但是她每次都以忙或出差的理由不来，这样的情况维持了两年。

我记得很清楚，有一年夏天，在一个中午她没有提前预约便来到了店里，她那天没有做护理，就跟我坐着聊天聊了一个多小时。她告诉我，她现在的身体非常糟糕，需要好好调理，对她的身体状况有没有好的方案，时间不用考虑，因为她已经不上班了，专门休息调理身体，因为她身体的疲惫感和整体的精神状况已经无法正常工作。

　　看到她的身体状况，我们为她做了适合她的方案，用何氏养生360°机能调理为她做整体的身体调理。当然再好的方案和团队，也需要她本人的配合。开始我一直在担心她是否会像以前一样，三天打鱼两天晒网，因为不坚持调理是很难出效果的。可是出乎意料的是，这次完全不用我去提醒她到店的时间，她会在我们说好到店的前一天，跟我们预约确定具体时间。

　　她整整休息了半年没有上班，在这半年中，她非常配合我们的调理。我们告诉她平时的饮食作息习惯要调整，她也很配合地一直在坚持，还经常跟朋友相约去爬山，锻炼。经过半年的调理，她的身体有了明显的改善，她总结说："我是从鬼门关走过一趟的人，什么都不如有个健康的身体重要，不要等失去健康了再重视，那就晚了。"她也希望用自己的亲身经验告诉身边的人，让大家重视健康，爱护自己。

　　为顾客解决了问题，让顾客得到了健康，同时顾客也看到了希望，亚健康的身体经过我们的调理，是可以得到改善的。效果是疗程的结果，顾客看到了效果，就会信任我们的服务，认同我们的技术，就会更加喜欢我们的健康养生项目。是的，健康比什么都重要，有好的身体才能更好地工作、学习和生活。

一滴水的力量是有限的，只有汇入大海中，才能获得无穷的力量。服务仅靠一个人的力量是不够的，只有卓越的团队才能提供卓越的服务。我们有专业的知识和技术，可以为你解决疾病所带来的痛苦，恢复健康，并且我们也有专业的团队，资质有保障，你大可放心地选择我们何氏养生馆。

3 每一个客户都是平等的生命

马克思曾说过：我们每个人都是平等的。

平等是人和人之间的一种关系，人对人的一种态度。人和人之间的平等，不是指人之差异所致的"相等"或"平均"，而是在精神上互相理解、互相尊重的不区别对待的平等享有的社会权利与义务。它是指政治、文化、社会、生态或经济地位处于同一水平，没有或否认世袭的阶级差别或专断的特权。

在法律都规定人与人平等的社会，我们有什么权利不去尊重不同的每一个人。人与人之间的尊重是相互的，在交往中，我们每个人都是寓有尊严的独立存在的个体，受到别人的尊重是我们的基本权利。同时，我们也要尊重他人的尊严和基本权利，否则，交往就会产生严重的障碍，失去平等、诚信、友善交往的氛围。

我们对待每一位顾客也应该是平等的，收起上下打量人的目光，平等待客会让你的路越走越宽。千万不可像去商场买东西时一样，不打扮好些是不行的，因为专柜的服务员眼光非常犀利，若是你穿着华丽，那就算不买东西也是尊贵的；如果你的衣着平凡，奢侈品专柜就会对你低看一眼，因为你没有符合他们的"购物标准"。我们要坚定一个信念——进门都是客，就算是你认为不符合本店消费标准的人，也要像对待一般的顾客一样。

我们服务的客户各种身份地位的都有，有达官贵人，也有平头百姓。不论什么人，在我家眼中都只有一个身份，那就是病人。我们会针对每一个人选择最适合他们的治疗方式，不会因为对方富有就多收诊金，但一定会因为对方家贫而少收或者免收诊金，甚至连药费也一并免掉。我们知道，"医者父母心"，自古以来就是这样，医生掌管人的生死大权，行的是善事，就必须仁厚，对众生平等。那些流传千古的中医大家，靠的不仅是医术过人，更是品德高尚，善待众生。

就拿明代中医大家朱丹溪来说吧，他出身于医学世家，但早年父亲去世，饱受磨难。三十出头时，本来在求取功名的他，不忍见母亲为病痛所折磨，弃文从医，勤学数年，终成一代名医，天下为之震动。按说这时候他有条件享受荣华富贵了，但他依旧素服如常，"清苦修节，能为人之所不能，而于世上所悦者，淡然无所嗜。"衣食住行与平民无二，穿衣服时就穿宽大的布衣，不要求剪裁精良、做工细致，只要能够遮蔽身体就行。吃饭也不求珍肴细脍，只要有粗茶淡饭，他就能吃得津津有味。

因为朱丹溪医术高超，远近来求他诊治的病人络绎不绝、应接不暇。朱丹溪对病人从来都不拒绝，将他们安顿在自己家中居住，等病好得差不多了再走。哪怕是在冰天雪地的路上见到病人，他也要带回家，尽力诊治，细心调养。如果听说四邻八乡哪个穷人家有人生病，即便对方没有上门来请，他也会立刻赶去救治。

但面对只手遮天的权贵豪富，朱丹溪却无丝毫谄媚之态，该治病的治病，但是绝不会逢迎一句。如果对方以礼相待，他也回之以礼；对方要是高高在上，他话都不说一句，治了就走。

所以，当时的人都称朱丹溪"孤高如鹤"，对他十分尊敬。

自我学医的第一天起，便以扁鹊、华佗、朱丹溪、傅青主等品行高尚的大家作为我的榜样，尽力做到热情、平等对待每一个客户。每一个客户都是平等的生命，值得我们尊重与重视。开养生馆后，我又将这一理念灌输给每一个员工，让她们时刻牢记，平等地对待每一位客户。

有一天，一位老阿姨走进了我们的养生馆，阿姨穿得很普通，衣服袖口都洗得泛白，有的地方还磨烂了。我们的工作人员热情地迎上前去，询问需要什么服务。阿姨脸腾地红了，嗫嚅着说："我胳膊疼得抬不起来，能给膏药帮我贴一下吗？"

工作人员说："不好意思阿姨，我们这里不是药店，没有膏药。不过，我们可以帮您看看，也许能够缓解您胳膊的疼痛。"

阿姨连连摆手，嘴上说不用了不用了。

我知道，阿姨肯定是担心昂贵的调理费用，但看阿姨右边胳膊的确是不怎么动弹，显然是疼得厉害。我们于是给阿姨免费做了一次按摩调理，做完后，阿姨的胳膊就能抬起来了，右半边身体轻松了很多。阿姨连声道谢，满怀感激地离开了，我们也没放在心上，因为进店都是客嘛，能够为人提供方便就好。没想到，几天后，阿姨再次光顾了我们的养生馆，并且给我们带来了新的客户。

阿姨是附近小区里某户新生儿家庭的保姆，孩子妈妈坐月子的时候没注意好，落下了一身的病，十分难受。家里人多方求医问药，也不见好转，这时阿姨忽然想到了我们养生馆，说感觉不错，建议孩子妈妈来试一试。

孩子妈妈抱着将信将疑的态度来到我们养生馆，我们仔细询问她的情况，又检查了她的身体。她主要是产后受风，寒气入侵，还有许多废弃物淤堵在体内无法排出，体内多处有结节。而现在，孩子妈妈还在喂奶，不能上药油。针对这种情况，我们特别制定了调理方案，从疏通她的经络开始，散开结节，化瘀生新。

因为淤堵得太厉害，调理过程中，孩子的妈妈经常会痛得大叫。我们告诉她，这是正常现象，"痛则不通"，等身体都疏通了，自然就不再痛了。一场调理下来，技师做得满头大汗，孩子的妈妈也是满头满身的汗，又觉得累极了，快要结束的时候居然睡着了。我们的工作人员给孩子的妈妈擦拭汗珠，叫醒她换上干衣服到另一张干净的床上去睡。睡了一个多钟头，孩子的妈妈再次醒过来，这下觉得浑身轻松，活力无限。

孩子的妈妈睡着的时候，我们也给阿姨做了一下调理。阿姨每天都要抱小孩，肩颈时常处于紧张状态，我们就为她做了按摩，帮助松开肩背和脖颈。

后来，孩子的妈妈成为我们店里的常客，因为效果显著，她也成了我们的代言人，她生意圈的不少朋友也都光临我们的养生馆。你们看，这一切都源于想要买膏药的阿姨，虽然我们只是用平常心对待，但事后却收获了丰厚的回报。

4 用自己的生命捍卫用户的生命

    每个人都是社会的一份子，会与其他人发生联系，不论做哪一行哪一业，所做的有形无形的产品都会有用户，我们的态度与专心程度会影响产品的品质，进而影响到用户，而像我这种养生行业的就更特殊了。养生行业直接服务于客户，要对客户的健康乃至生命负责。所以，对于我们来说，责任心、服务意识与服务态度都极其重要，不可或缺。

    现在社会上很多人贬斥中医，尤其是中医养生，认为都是胡编乱造出来骗人的。我对这种说法感到非常气愤，我们中医文化博大精深，传承五千年，受益者繁若星辰，不可胜数，绝非吹嘘忽悠，但我也很清楚为什么会有这样的误解和斥责。的确，现在整个养生行业确实太乱了，鱼龙混杂。

    养生行业本来应该是一个有极高技术含量的行业，但在我国却被归入美容行业。因为巨大的利益驱使，很多原本没有资质，或者对中医完全不了解的人也打着中医的幌子，欺骗民众，大肆敛财。很多养生馆里的大部分员工对中医根本没有多少了解，他们连自己的健康都得不到保证，又拿什么去保障客户的健康？甚至于，很多养生馆都是打着健康的名号行不健康的事情。很多人根本弄不清要怎样做才能恢复健康，基本的医学常识更是一窍不通，这样的人，能够给客人带来健康吗？

每次看到不良的养生馆弄虚作假、欺骗客户，给客户的身心造成损失，我就特别气愤、特别痛心。中医传承了五千年，造福无数，现在却因为这些急功近利、只图赚钱的骗子而遭受信任危机，备受民众质疑。

中医的发源要从最早的医学著作《黄帝内经》说起，它是研究人的生理学、病理学、诊断学、治疗原则和药物学的医学巨著，在理论上建立了中医学上的"阴阳五行学说""脉象学说""藏象学说"等。很多我们现代人百思不得其解的问题，在几千年前的《黄帝内经》中就已经有了深刻的阐释。

从岐伯开始，我们熟知的扁鹊、华佗、张仲景、李时珍、孙思邈、钱乙、傅青主、叶天士、朱丹溪等人，都是德行与医术并存的大家，救死扶伤，赈济无数，功惠当代，泽被后世。我们中医从产生到现在，就是以救助世人为准则的，这个准则在我的养生馆里依旧没有变。

每一个进入我养生馆的员工，第一条被教导的，就是对客户负责。我们做的是中医养生，是行善积德的事，要传播中医的本质，不弄虚作假，不诓骗客户，不要夸大养生调理的效果，只做基础的调理，帮助恢复身体的功能。等到客户的身体功能恢复，其身体的自我修复、自我调节能力就会帮助他逐渐实现健康。

前几天，我们养生馆来了一位顾客，她的诉求非常明确，就是想减肥。实话说，这位女士的整体身材真的很不协调，上下都还好，唯独中间鼓出来一大块，一圈一圈的游泳圈吊在腰上，脸上也是斑斑点点的。我们一看就知道是身体中焦不通引起的三焦不协调，在跟她沟通的过程中，了解到她平时的生活习惯。这位女士是一名文职人员，每天有十多个小时对着电脑，经常是早上八九点到单位，晚上七八点离开，中午就叫个外卖，依旧坐在座位上不动。坐得太久，伤了气，所以就更不爱运动，周末也只是宅在家里看电视或者视频。现在她的中焦严重不通，已经引起三焦不协调，出现下焦寒、上焦热的问题。

在我们的建议下，她没有做单一的减肥，而是从调理身体的角度出发，做了我们何氏养生三焦通，从整体上来调整。三焦通项目做了一段时间之后，她感觉身体明显轻松了很多，以前觉得紧的裤子，现在裤腰还空出一大截。

其实，这位女士之前也到别家做过减肥疗法，但是效果都不明显，快速瘦身后又立刻反弹。我们看到她身材走形的实质是三焦不通，只有解决了这个根本，才能达到想要的效果。三焦通畅，气血运行无碍，身体会自动修复、调节，排出体内的垃圾和渣滓，体形自然也就显露出来了。

我在学习中医养生的时候，我的老师对我极为严格，才让我学到了扎实的中医知识。当然，要想从医，这是必备的根基。开养生馆几十年来，我一直没有停下前进的脚步，学习中医已经深入我的骨髓，成为我的习惯与本能。我根据自身的素养提升，不断地将所学用于实践，开创了360°全面调理、吉祥三宝、经脉通、络脉通、九窝淋巴通、三焦通、面部七窍通、正肌术等多种项目，又独创了中药竹罐疗法，配合胡维勤教授亲传的秘方药油与我家传的中草药液，形成了何氏养生疗法的独特体系，给无数客户带去了健康与快乐。客户对我们也十分认可与信任，有什么问题总是第一个想到我们。

　　2014年，崔先生带他父亲来到我们何氏养生馆，刚一见面，我们就惊喜地发现，崔先生是我们养生馆十多年的老客户了，因为中间有几年时间忙着出国进修，他很久没有进店。这次回国发现父亲颈椎疼痛难忍，带父亲去北医三院拍片治疗，医生说现在这种情况还不能手术，只能理疗。听到医生的分析和建议，崔先生立刻想起了我们何氏养生馆，当天就赶过来了，到养生馆的时候都五点多了。

　　经过我们健康管理师使用仪器进行检测和手诊，崔老先生的身体情况比较复杂，于是预约我为他亲自调理。崔老先生当时最想解决脖子的问题，因为长期疼痛，脖子已经无法转动了，鉴于这种情况，我给他做了何氏正肌术。在操作过程中，老先生就说觉得颈椎发热，但不难受，是热烘烘的那种感觉，像春天的太

健康财富学

阳。颈椎热了一会儿，他的头脑也突然清醒了，感觉豁然开朗，眼睛也顿时明亮起来，以前看什么都雾蒙蒙的，现在都倍儿亮。

崔老先生毕竟年纪大了，身体很多器官都在退化，又有多年老毛病，需要经常通一通，将多年形成的结节打开。通过双方的沟通和配合，先开了一个疗程的方案，每周定期进行开结调理。

一个疗程后，健康管理部长询问情况，崔先生称赞说："你们的手真是神手！老爷子的颈椎和上身已经恢复了年轻态，精神抖擞，偶尔还去打打篮球。……你们的正肌术太棒了，现在是多么好的时代，养好身体比什么都幸福！"

听到崔先生的夸赞，我们心里乐开了花，这是对我们最大的认可，是我从事养生业、开办养生馆的根本意义。能够给更多的人带去健康和快乐，向更多的人传播中医知识与理念，此生足矣。

第九章　从事健康行业成就伟大德行

5 我们要做养护灵魂的使者

　　责任是一种自觉意识，表现得平常而又朴素，责任也是一种传统美德。我国自古以来就重视责任意识的培养，"天下兴亡，匹夫有责"，强调的是热爱祖国的责任。"择邻而处"讲述的是孟母历尽艰辛、勇于承担教育子女的责任，"卧冰求鱼"是对晋代王祥恪尽孝道为人子的责任意识的传颂。一个人，只有尽到对父母的责任，才能是好子女；只有尽到对国家的责任，才能是好公民；只有尽到对下属的责任，才能是好领导；只有尽到对企业的责任，才能是好员工。只有每个人都认真地承担起自己应该承担的责任，社会才能和谐运转、持续发展。

　　在现实生活中，我们随处可见一些工作态度不端正的人，他们以投机取巧为荣耀，领导一转身就懈怠，没有监督就没有自觉，对工作推诿塞责，划地自封，以至于自己总是在原来的水平上来回波动，不进行自我反思，还以种种借口遮掩自己缺乏的责任心，整天抱怨社会不公平，埋怨自己没有找到好工作之类的。其实，在埋怨和抱怨的同时，他们却不能坐下来仔细地想想，为什么这些"不幸"会落在自己身上呢？态度决定一切，我觉得人生真正的不幸，就是那些对自己不负责、工作态度不端正的人。特别是有才华的人，因为自己有才华，总觉得自己就应该被重用，被别人所注视，不愿意从小事做起。只有才华，没有责任心，缺乏敬业精神，又有什么用呢？

前两年，中国图书市场有一本畅销书——《致加西亚的信》，讲诉了一个普通士兵罗文接受命令，把信送给加西亚将军的故事。罗文中尉接受命令时孤身一人，不知道加西亚将军具体在哪里，长什么样，在没有任何护卫的情况下，从美国出发秘密登陆当时还在西班牙军队控制下的古巴岛，最后成功地把信交到了加西亚将军手中，并带回了非常宝贵的资料。整个送信过程充满了艰辛和危险，但在罗文中尉迫切希望完成任务的心中，却有着绝对的勇气和不屈不挠的精神。

全书情节并非曲折离奇，然而却充斥着一股激动人心的信念——敬业。这本书以一种足以让所有人信服的表达方式传达了一种极为积极、健康、向上的人生观和人才价值观，使我深刻感悟到"罗文精神"的重要性，认识到工作的态度直接体现了工作的质量，要看一个人做事的效率，就要看他的工作精神和态度。

试想，如果罗文一味抱怨领导交给的工作难度大，对领导的决定阳奉阴违，没有敬业精神，他就不会积极主动地想尽各种办法把信送到加西亚手中。

迄今为止，这个送信的传奇故事已在全世界广为流传100多年，《致加西亚的信》一书也畅销不衰，风靡世界。我想这主要归功于书中倡导的对工作的勤勉敬业精神，正是这种精神感动着在职场生存的我们。

其实，每个人每天所做的工作，归根结底都是为了自己，而不是为别人！如果大家没有认识到这一点，而总是认为自己在为老板或其他什么人工作，在这种心态的驱使下，就容易患得患失，不愿意主动地多付出一点，或者与周围的人看齐，觉得他们都不干，凭什么我去干，那样我不就成冤大头了吗？我多干的这些，老板又不一定看得见，有什么好处？大家都这么想，怎么会有敬业精神、责任心？

有人喜欢玩游戏，有人喜欢打牌，我却痴迷于钻研我的技术，为此我任劳任怨，付出再多我也无怨无悔。随着案例不断增加，我也在不断地总结和调整，以古老的《黄帝内经》做基础，老法新用，结合现在的大环境，根据人们出现的稀奇古怪的症状，不断地探索，不断地创新，不断地研发。为此，我经常忘了白天和黑夜，为了试验经常让自己遍体鳞伤，没办法，我就是热爱。

记得有一次给一位新顾客做360°人体机能调理，由于顾客的情况比较严重，我们足足为他做了4个小时。在为顾客做完调理后，走到楼道里我突然感觉身上一凉，才发现自己全身都湿透了，因为做的时候太全神贯注了，根本不知道自己在出汗，不免为自己对事业的这份细致用心、全力以赴而感动。当你自己都被自己感动的时候，你也就感动了别人。

和弟子泽云聊天，她说老师的这份爱是很少人能懂的，老师的这份付出又有谁知道。我说：我做事情不是为了让谁知道、让谁懂得，我做我喜欢做的事情，干吗要在乎别人懂不懂呢？再说，你不是就懂我吗，还有那些客户感谢的话语和感动的泪水，不都说明了他们懂我吗，这就够了！

是啊，老天是公平的，如果你今天付出了却没有回报，请不要停止付出。将来有一天，你的获得可能正是因为今天你的付出。如果你今天懒惰了却没有受到惩罚，你也不要沾沾自喜，等着吧，总有一天的两手空空，是因为你今天的懒惰造成的。

是啊，老天又是不公平的，因为我们有时会承受本该不属于我们的痛苦和烦恼。有时我们愿意为别人的成长而辛苦自己，而这些人却不肯为自己的成长付出，反而会埋怨你给了他压力。

无论怎样，我都不会停下对事业追逐的脚步；无论怎样，我都不会停止付出爱与帮助；无论怎样，我都要不断地研发技术，不断地总结和创新，不断地督促弟子和学生们学习、练习，不断地把好的方法传授给弟子和学生们，造福于全人类。这，就是我的责任！

责任是一种发展自我的机遇，是一种发展自我的手段。让我们听从责任的召唤，珍惜自己的每一份责任。简单的事情重复做，你就是专家；重复的事情用心做，你就是赢家。